小豆丁的 365 天

围孕期生活指南

中国福利会国际和平妇幼保健院　编

程蔚蔚　王丽萍　华人意　主编

中国中福会出版社

图书在版编目（CIP）数据

小豆丁的 365 天：围孕期生活指南 / 中国福利会国
际和平妇幼保健院编；程蔚蔚，王丽萍，华人意主编
. —上海：中国中福会出版社，2024.6
ISBN 978-7-5072-3614-9

Ⅰ. ①小… Ⅱ. ①中… ②程… ③王… ④华… Ⅲ.
①孕妇 – 妇幼保健 – 指南 Ⅳ. ① R715.3–62

中国国家版本馆 CIP 数据核字（2023）第 171338 号

小豆丁的 365 天：围孕期生活指南

中国福利会国际和平妇幼保健院　编
程蔚蔚　王丽萍　华人意　　主编

出 版 人	屈笃仕
策划编辑	凌春蓉
责任编辑	梁　莹
封面设计	钦吟之
责任校对	胡佳瑜
责任印制	陈　浩

出版发行	中国中福会出版社
社　　址	上海市常熟路 157 号
邮政编码	200031
电　　话	021-64373790
传　　真	021-64373790

经　　销	全国新华书店
印　　制	上海光扬印务有限公司
开　　本	787mm×1092mm 1/16
印　　张	15
字　　数	230 千
版　　次	2024 年 6 月第 1 版
印　　次	2024 年 6 月第 1 次印刷
书　　号	ISBN 978-7-5072-3614-9/R·18
定　　价	68.00 元

一起开启小豆丁的健康成长之旅吧！

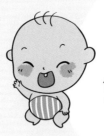

小豆丁

我是一个即将诞生的小王子，也有可能是小公主，所以不要纠结我的性别了，等我出生就知道啦！

小 A 同学

我可以快速回答人们的问题，通常不超过 5 个字！哈哈，不是我小气，是我不喜欢多解释。

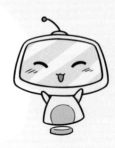

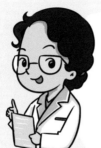

X 博士

再难的问题我都可以好好解释，只要你们不嫌我烦，我可以一直讲下去。哈哈哈——

编 委 会

序

大家好，我们的小豆丁经过博士团队的酝酿、策划和创作，终于要与大家见面了。

小豆丁是什么？我们知道，胎宝宝的形成，首先是卵子与精子结合形成受精卵，受精卵在子宫内"种植"后，有胚芽出来，才是胚胎（胎儿最早期）发育成功了。所以，我们把胎宝宝称作小豆丁。

小豆丁的健康成长可不是那么容易的，要经过很多关卡。怎么样才能孕育健康的小豆丁，这是每个家庭特别关心的。本书围绕如何做好准备迎接小豆丁、如何规避各种风险、小豆丁宫内成长的营养供给、小豆丁成长过程中如何检查和监测其发育情况、小豆丁的出生方式，以及小豆丁出生后的护理和喂养，还有小豆丁妈妈产后的营养、运动等，共 120 多个问题，由 AI 医学生——小 A 同学和产科医师——X 博士来一一作答。这里既有专业的医学术语，又有通俗易懂的图文讲解，相信一定能对准备"智造"小豆丁的夫妻和正在养育小豆丁的父母有所指导和帮助。让我们一起来开启小豆丁的健康成长之旅吧！

程蔚蔚

2024 年 3 月

目　录

第三节 孕前家庭总动员

第二阶段　小豆丁来了

第三阶段　小豆丁出生了

第一节　迎接小豆丁

第二节 产后母婴健康

附录　0—12 各月龄宝宝生长发育
表现和亲子互动建议

第一阶段

备孕开始了

第一节

孕前营养准备

小豆丁：

我是有要求的，不是随随便便就可以怀上我的噢！所以，爸爸妈妈，你们可要好好准备噢!

小 A 同学：

没错!

X 博士：

孕前合理营养对于以后宝宝的身体健康与智力发展非常重要。受孕时的身体状况、精子和卵子的质量将直接影响宝宝的身体素质。因此，在备孕期间，男女双方均应该调整自己的营养状况，保持合理的营养摄入。那么，应如何做好孕前营养准备呢?

1. 备孕期均衡饮食

 小 豆 丁：爸爸妈妈需要吃什么，我才可以健健康康孕育出来呢？

 小 A 同学：很复杂。

 X博士解密：

我们经常可以听到有人说某一样食物营养特别好，所以要多吃。但其实从营养的角度来说，除母乳外，没有一种食物可以满足宝宝所有的营养需求。每种食物有各自的营养特点，只有吃的食物种类多、数量适宜，营养才能合理。

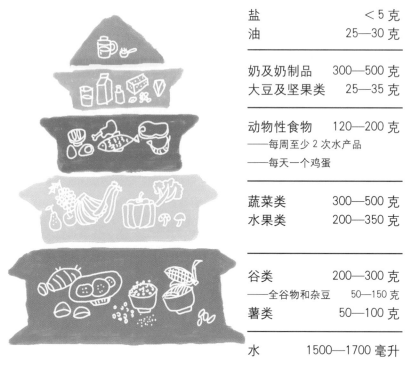

盐	＜5 克
油	25—30 克
奶及奶制品	300—500 克
大豆及坚果类	25—35 克
动物性食物	120—200 克
——每周至少 2 次水产品	
——每天一个鸡蛋	
蔬菜类	300—500 克
水果类	200—350 克
谷类	200—300 克
——全谷物和杂豆	50—150 克
薯类	50—100 克
水	1500—1700 毫升

中国居民平衡膳食宝塔（2022）

　　食物中可以被人体吸收利用的物质叫营养素，其中六种最重要的营养素是碳水化合物、脂肪、蛋白质、维生素、矿物质（如钙、铁、锌等）和水。其中，前三者除了各自在人体内具有的特殊生理功能，代谢后还会产生能量，所以又被称为三大产能营养素或产热营养素。

　　平衡膳食模式是营养学界最为推崇的膳食模式之一。通俗来说就是选择多种食物，经过合理搭配，来满足各种营养需求的膳食模式——由动物性食物和豆制品提供蛋白质，由谷、薯类提供碳水化合物和主要能量，由蔬菜水果提供维生素和矿物质，由乳制品和坚果提供各种矿物质。"什么都要吃"可以确保生活品质，"合理的搭配"则可以保证备孕夫妻良好的营养状况。

💡 专家敲黑板：

　　鼓励备孕的夫妻选择均衡多样的膳食，通常建议每天至少摄入 12 种不同食物、每周至少 25 种不同食物。同时按照膳食宝塔的推荐合理地搭配好一日三餐。

2. 摄入蛋白质

小 豆 丁：爸爸妈妈该怎么吃才能保证我有足够的蛋白质呢？

小 A 同学：多品种吃。

X博士解密：

　　蛋白质构成了我们的身体组织，参与和维持着我们的生命活动，是我们日常必需的。对于备孕的夫妻来说，保证充足的蛋白质摄入是十分重要的。

营养学上习惯将蛋白质分为优质蛋白质和非优质蛋白质。鱼、禽、肉、蛋、奶等动物性食物及豆制品都是优质蛋白质的来源。对于备孕的夫妻来说，每日保证优质蛋白质的摄入，可以保证良好的营养状况和身体状态，无疑是十分重要的。

 专家敲黑板：

保证需要，却也不应过量，蛋白质缺乏会导致容易疲倦、体重减轻、免疫和各种机能下降、身体虚弱等问题；过量的蛋白质摄入可导致钙排泄量增加、肾脏负担加重等问题。所以对于蛋白质，我们的建议是合理摄入。

3. 摄入脂肪

 小 豆 丁：听说脂肪多了会导致各种各样的健康问题，爸爸妈妈是不是最好不要摄入脂肪呢？

小 A 同学：不对！

 X博士解密：

脂肪为人体储存和供给能量，供给必需脂肪酸，对维持体温恒定有重要作用，还可以促进脂溶性维生素等的吸收，并且是多种维生素的原料。可以这样说，离开了脂肪，我们甚至无法存活，更不要说孕育健康的宝宝了。只是过量摄入脂肪可能会导致一些脂肪代谢的相关疾病，所以我们需要做的是遵循适量原则。

对于备孕女性来说，肥胖固然会导致各类健康问题，但如果过度控制脂肪，必需的脂肪摄入严重不足时，甚至可能会影响正常的生育功能。

因此，我们建议备孕的夫妻首先选择健康的脂肪来源，如橄榄油、茶油、玉米油、豆油等植物油脂替代猪油等动物性脂肪作为日常烹调用油；适当摄入深海鱼等富含多不饱和脂肪酸（如DHA——二十二碳六烯酸、EPA——二十碳五烯酸等)的食物，少吃或不吃人造奶油等可能含有反式脂肪酸的食物。而在摄入量上，每人每日烹调用油的量为25—30克，避免吃鸡皮、鸭皮、肥肉等脂肪含量过高的食物，适当摄入坚果。这样，就可以保证良好的脂肪营养状况了。

 专家敲黑板：

和其他所有的营养素一样，脂肪的摄入，适量最重要，同时选择健康的脂肪则可以更好地规避风险，有益健康。

4. 摄入碳水化合物

 小 豆 丁：奶奶经常让爸爸妈妈少吃点饭，把胃口留给更有营养的肉肉和菜菜，这个做法对吗？

小A同学：当然不对。

 X博士解密：

碳水化合物作为人体最重要的能量来源，还参与了血糖和血脂的调节，对于肠道菌群也有影响，所以千万不要小看这不起眼的主食噢。

碳水化合物其实是一个非常大的门类，我们平时吃的糖果有"碳水"，我们平时吃的面饭主食有"碳水"，我们平时吃的蔬菜水果里也有不少的"碳水"。这些不同的碳水化合物一起给我们的身体提供能量，如果能量充足，一般就不需要通过分解蛋白质来获得能量，从而让蛋白质可以发挥蛋白质的作用，同时还可以增强肠道功能，作用绝对不容小觑。

 专家敲黑板：

作为最重要的能量来源，我们建议每日的膳食中谷类需要 200—300 克，其中还应包含一定量的全谷物和杂豆（50—150 克），薯类 50—100 克。所以千万不要认为肉类和蔬菜有营养就忽视主食。

5. 身体质量指数的计算和作用

 小　豆　丁：妈妈在孕前怎么知道自己的体重是不是适宜呢？

小 A 同学：用 BMI（Body Mass Index，身体质量指数，下称 BMI）。

 X 博士解密：

BMI 是身体质量指数，简称体质指数，是国际上常用的衡量人体胖瘦程度以及是否健康的一个标准。不同的国家有不同的 BMI 标准，对于我国国人来说，BMI 在 18.5—23.9 是正常的范围，BMI < 18.5 属于低体重，BMI 为 24.0—27.9 属于超重，BMI ≥ 28 则属于肥胖了。我们可以通过公式计算自己的 BMI，了解自己的体重状况：BMI = 体重（千克）÷ 身高（米）的平方。例如某人身高 1.60 米，体重 50 千克，BMI = $50 \div 1.60^2 \approx 19.5$，属于正常。

专家敲黑板：

当我们需要比较及分析体重对不同身高的人所带来的健康影响时，BMI是一个客观而可靠的指标。如果发生了肥胖，要引起高度的重视。

6. 应对低体重或肥胖

小 豆 丁：妈妈 BMI 过低或过高会影响我吗，该怎么办？

小 A 同学：不要紧张。

 X博士解密：

（1）孕前体重过低怎么办

低体重（BMI < 18.5）的备孕女性，可以适当增加饮食营养，并开展规律运动，运动后及时补充能量。这种情况每天可加餐 1—2 次，合理选择加餐食物，如水果、牛奶、酸奶、坚果、点心等。

有部分孕前低体重人群可能是为了保持"苗条"身材而刻意控制食量，易造成能量不足，蛋白质、维生素、钙等关键营养素缺乏。因此，膳食评估是判断日常膳食结构和数量是否合理的有效方法，可以有的放矢，既纠正营养不良，又合理增重。

（2）孕前体重过高怎么办

超重（BMI 为 24.0—27.9）或肥胖（BMI ≥ 28）的备孕女性，应纠正不健康饮食行为，减慢进食速度，减少高能量、高脂肪、高糖食物的摄入，多选择富含膳食纤维、蛋白质和微量营养素的食物，在控制总能量的前提下满足机体的营养需求，并通过增加运动消耗多余的身体脂肪，每天应主动进行 30—90 分钟中等强度及以上的运动。

备孕期减重应在医生的指导下，合理控制饮食和增加运动量，降低体重。避免采取较极端饮食（如生酮饮食、极低能量饮食、极低碳水化合物饮食和代餐等饮食）和快速减重，这样会造成营养素缺乏等不良后果。

专家敲黑板：

健康体重除了要求 BMI 保持为 18.5—23.9，还要控制腰围。肥胖或低体重的备孕女性应通过合理膳食和适度运动，将体重逐渐调整至正常范围，并维持相对稳定。

第二节

小豆丁的一级护盾

小豆丁：

爸爸妈妈一定都希望我健健康康，没有缺陷，十分完美，所以为我筑起了一级护盾。知道一级护盾是什么吗?

小 A 同学：

孕前干预。

X 博士：

在孕前阶段的综合干预，就是通过健康教育，选择最佳的生育年龄，进行遗传咨询，补充合理的营养，并且不接触放射性及有毒有害物质，预防感染，谨慎用药，戒烟戒酒等，让小豆丁更健康。

7. 近亲婚育的危害

 小　豆　丁：近亲结婚对后代健康有影响吗？

 小 A 同学：有影响！

 X博士解密：

　　近亲结婚是指直系血亲以及三代以内的旁系血亲之间的通婚，其后代基因组复杂度降低，常染色体单基因隐性遗传病（如遗传性耳聋、地中海贫血等）的发病风险会大大增加。多数单基因遗传病会致畸、致残甚至致死，仅极少数存在有效的治疗药物且大多造价昂贵。若近亲婚育，基因组会出现大片段连续性纯合区域，这段区域若存在致病性或疑似致病性变异，将会导致常染色体单基因隐性遗传病。

💡 专家敲黑板：

　　在我国，近亲结婚是违法的。若由于各种原因，夫妻双方对彼此血缘关系存在疑问，应在备孕期或孕早期进行遗传学咨询，开展相关遗传学筛查，及时发现致病变异携带情况，并通过产前检测或诊断、辅助生殖等技术手段有效预防部分单基因遗传病出生缺陷的发生。

8. 耳聋会遗传吗

 小 豆 丁：父母耳聋，孩子一定会耳聋吗？

 小 A 同学：不一定。

 X博士解密：

耳聋可以分为先天性耳聋和后天性耳聋。

约 60% 的先天性耳聋与遗传因素相关，这部分耳聋父母的孩子，有一定的概率也是耳聋。目前已经发现的与遗传性耳聋相关的基因超过 180 个，可以呈现为常染色体隐性遗传、常染色体显性遗传、X 连锁显性遗传以及 X 连锁隐性遗传。有些药物性耳聋和老年性耳聋呈现线粒体母系遗传。不同基因变异导致的耳聋以不同的方式遗传，孩子是否耳聋、概率多大，要看父母是什么基因变异导致的耳聋。

以我国最主要的致聋基因 GJB2 为例，该基因呈现为常染色体隐性遗传，也就是说，每个人都有 2 份 GJB2 基因，只有 2 份 GJB2 基因都发生致病性或可能致病性变异，这个人才会耳聋。如果父母都是 GJB2 基因致病或可能致病变异导致的耳聋，那么说明父母都没有正常的 GJB2 基因，则孩子一定会耳聋。不过，GJB2 基因导致的耳聋轻重程度和发病年龄可能还要看具体的变异位点，具体问题需要具体讨论。

常染色体显性遗传是指人体 2 份基因中的 1 份发生致病性变异就会有问题。比如，KCNQ4 基因导致的常染色体显性耳聋，若父母都是耳聋，那么父母各自都有 1 份 KCNQ4 基因的致病性变异，按照遗传规律，孩子有 1/4 的概率能够同时继承父母没有变异的那份 KCNQ4 基因，此种情况下孩子则不会耳聋（如下图所示）。

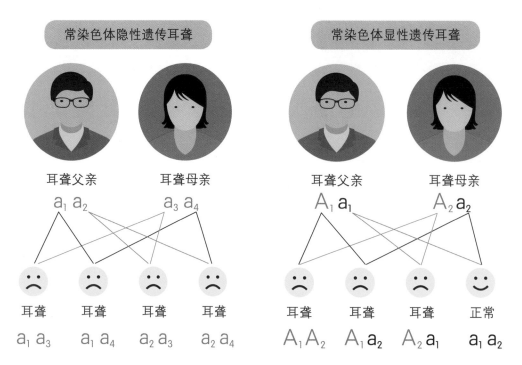

常染色体显性遗传和隐性遗传耳聋的遗传分析图

 专家敲黑板：

由于耳聋是一种非常复杂的疾病，所以要想解答这个问题，需要先对耳聋父母进行相应的基因诊断。

9. 患有血友病，怎样生育健康下一代

 小　豆　丁：患有血友病，怎样才能生育健康的下一代呢？

小 A 同学：遗传检测！

X博士解密：

要想回答这个问题，我们首先要了解什么是血友病，这种疾病又是如何遗传给后代的。

血友病（Hemophilia）主要包括血友病A（Hemophilia A，HA）和血友病B（Hemophilia B，HB）两种类型，患者中以患血友病A的居多，占80%—85%。前者由凝血因子Ⅷ（FⅧ）合成缺陷引起，后者由凝血因子Ⅸ（FⅨ）合成缺陷引起。血友病患者绝大部分为男性，女性患者极少见。

血友病A和B具有相同的临床表现，根据凝血因子水平不同，可将血友病分为三种不同类型，详见下表。

严重性	凝血因子水平	临床表现
重度型	<1%	自发性关节或深部肌肉出血是最常见的体征，通常在出生后的头两年被诊断出来。如不进行预防性治疗，平均每月可能会发生2—5次自发性出血。
中度型	1%—5%	很少自发性出血，但在发生较小创伤后，会出现长时间或延迟渗血。出血发生频率从每月1次到每年1次不等。通常在5—6岁之前被诊断出来。
轻型	5%—40%	没有自发性出血事件，但手术或拔牙会发生异常出血。出血频率可能从每年1次到每10年1次不等。通常要到晚年才被诊断出来。

因为血友病是一种 X 染色体连锁隐性遗传性出血性疾病，所以男性的 X 染色体携带患病基因即患病；女性若只有一条 X 染色体携带患病基因，则为携带者，一般不会患病，但也有可能因为 X 染色体失活偏斜而表现部分血友病症状；若女性两条 X 染色体均携带患病基因，会成为血友病患者。若夫妻双方均为血友病患者，则所生子女都会患病。其他患病者或患病基因携带者与各种情况的异性结婚所生子女的患病概率可参考下图的各种组合。

💡专家敲黑板：

男方如果患有血友病，想要生育健康下一代，建议女方孕前一定要进行携带者筛查，确认女方是否携带血友病基因致病变异。通常医生会建议胎儿行产前诊断或夫妻二人考虑行胚胎植入前遗传学检测技术（PGT），筛选不携带致病基因的胚胎，孕育健康宝宝。

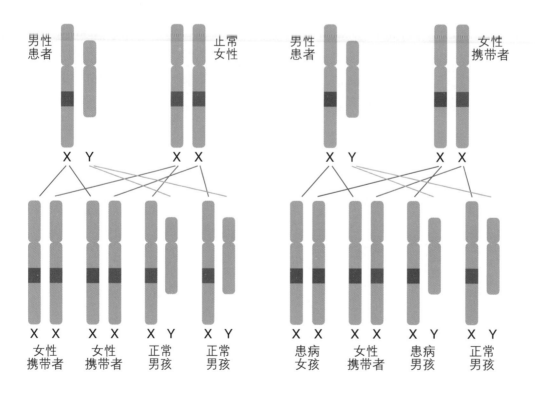

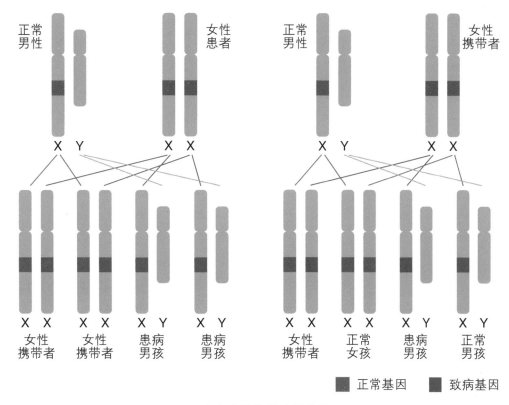

正常男性 X Y

女性患者 X X

正常男性 X Y

女性携带者 X X

女性携带者 X X

女性携带者 X X

患病男孩 X Y

患病男孩 X Y

女性携带者 X X

正常女孩 X X

患病男孩 X Y

正常男孩 X Y

■ 正常基因　　■ 致病基因

血友病遗传规律示意图

10. 没有遗传病家族史是否一定安全

小 豆 丁：没有遗传病家族史的夫妻有可能会生出患有遗传性疾病的孩子吗？

小 A 同学：有可能！

17

X博士解密：

遗传疾病常见的遗传方式主要有：常染色体显性、常染色体隐性、X 连锁显性、X 连锁隐性、Y 连锁遗传。其中：

①对于常染色体显性遗传方式的疾病，通常会有比较明确的家族史。但即使夫妻双方没有家族史，也有两种可能会生出患有常染色体显性遗传疾病的胎儿：胎儿自身新发致病变异所致；夫妻双方可能存在生殖腺嵌合。

②对于常染色体隐性遗传方式的疾病，若夫妻双方均为携带者，则都没有表型，且可能没有家族遗传疾病史。需要注意的是，若夫妻双方是同一种常染色体隐性遗传疾病的携带者，则其生育的后代有 25% 的可能是患儿。

③对于 X 连锁隐性遗传方式的疾病，若女方为携带者，则一般无症状，理论上其每次生育子代均有 50% 的可能传递致病变异。继承致病变异的男孩为患者；继承致病变异的女孩同样为携带者，通常无该疾病症状，但不排除因 X 染色体失活偏斜而出现部分症状的可能。

专家敲黑板：

男女双方可以多了解遗传病方面内容，如有需要可进行遗传咨询和基因检测。

11. "试管婴儿"可以避免出生缺陷吗

小 豆 丁：通过"试管婴儿"受孕，可以避免出生缺陷吗？

小 A 同学：不一定！

X博士解密：

出生缺陷是指婴儿出生前发生的身体结构、功能或代谢异常，是导致早期流产、死胎、婴幼儿死亡和先天残疾的主要原因。出生缺陷病种多、病因复杂，目前已知的出生缺陷超过 8000 种，基因突变等遗传因素和环境因素均可导致出生缺陷发生。

随着辅助生殖技术的不断发展，目前已有植入前胚胎遗传学诊断技术，也就是俗称的第三代"试管婴儿"技术。这项技术是在胚胎植入母体子宫前，对胚胎进行活检，取少量细胞进行染色体或基因检测，最终选择正常基因型或整倍体的胚胎移植，目前主要用于单基因相关遗传病、染色体病、性连锁遗传病及可能生育异常患儿的高风险人群等。通过这种方法，可以避免染色体异常或已知基因缺陷的胚胎被植入母体，从而有效防止遗传病患儿的出生。

但是遗传病的种类很多，致病因素也非常复杂，我们目前只能根据夫妇双方的患病情况，对胚胎的染色体数目、特定染色体片段，以及特定的基因位点进行检测，不能检测此范围以外的遗传病，更不能检测由于环境因素导致的先天缺陷。而且由于胚胎嵌合现象的存在，不能排除误诊的可能性。

专家敲黑板：

无论通过何种方式受孕，孕期的产检和必要的产前诊断依旧是避免出生缺陷的重要手段。

12. 曾孕育过畸形胎儿的女性如何备孕

 小 豆 丁：母亲曾孕育过畸形胎儿，此次妊娠该怎么办？

 小 A 同学：有办法！

X博士解密：

很多因素都能导致胎儿畸形，比如母体慢性疾病、母体营养不良、母体长期精神低落或压力过大，以及孕期用药、孕期接触有毒有害物质、家族性遗传病史、夫妻双方染色体异常等。

那此次妊娠该怎么办呢？我们要先对前一胎的情况进行分析，最好能够明确病因，这样对于这一胎有指导意义，可以在孕期做针对性检查。如果前一胎的情况无法明确，此次妊娠需要注意的事项有：保持愉快心情，避免随意用药，避免接触有毒有害物质（尤其是孕早期 3 个月）；孕期按时接受系统检查，孕 18—22 周建议羊水穿刺排除胎儿染色体异常，孕 22—26 周的 B 超胎儿部分畸形筛查千万不要错过。

专家敲黑板：

不用太担心，孕期按时检查，有助于降低出生缺陷的风险。

13. 易发生新生儿出生缺陷的人群

小 豆 丁：哪些人群易发生新生儿出生缺陷？

小 A 同学：特定人群。

X博士解密：

新生儿出生缺陷的病因复杂，主要有遗传因素、环境因素、综合因素（原因不明）等几种情况。易发生新生儿出生缺陷的人群主要包括：

①高龄（预产期时超过35岁）。卵子和精子的质量会随着年龄增大而下降，精卵结合之后，基因（遗传物质）在分裂的时候容易发生错误。因此，建议高龄产妇一定要按时做产前检查。

②孕妇孕期出现妊娠合并症，如甲状腺功能亢进或低下、妊娠期糖尿病等，也会导致新生儿出生缺陷风险增加。

③采用辅助生殖技术怀孕，或者是多胎、双胎妊娠也是出生缺陷的高发因素。

④父母本身患有染色体异常或者父母为一些致病变异遗传基因的携带者，也容易发生新生儿缺陷。

此外，孕妇在怀孕期间接触过一些致畸性的药物、毒物、酒精、毒品等，接触过高照射剂量的放射线，如CT、钡灌肠等，也容易造成胎儿畸形；孕早期部分微量元素缺乏，特别是碘与叶酸缺乏，也是导致胎儿畸形的常见原因。

专家敲黑板：

孕期远离高危因素，能有效降低新生儿出生缺陷的概率。

14. 不明原因流产、不孕、生育异常儿

小 豆 丁：不明原因流产、不孕、生育异常儿需要做遗传咨询吗？

小A同学：需要。

X博士解密：

（1）为什么不明原因流产、不孕夫妇需要做遗传咨询

流产的原因复杂，如胚胎因素、母体因素、父亲因素、环境因素等，还有 40%—50% 的流产是无法找到明确病因的，即原因不明。同样，导致不孕的因素亦很复杂，部分病因不明。但还是建议夫妻双方进行遗传咨询。

咨询时，医生会详细询问流产发生的时间、次数、夫妇年龄、是否有其他不良妊娠经历、是否有流产家族史；了解女方的月经情况，是否患糖尿病、多囊卵巢、甲状腺功能亢进症或甲状腺功能减退，以及盆腔手术史；了解男方是否有少弱精子症。还需要进行必要的检查，如夫妻双方血染色体检查、常见单基因病携带者筛查、TORCH（弓形体、其他微生物、风疹病毒、巨细胞病毒、单纯疱疹病毒）筛查、抗磷脂抗体、抗狼疮抗体和凝血血栓相关检测，以排除自身免疫性疾病和血栓性疾病等。

（2）为什么生育异常儿夫妇应接受遗传咨询

导致异常儿发生的原因复杂，有遗传因素和环境因素，也可能是两种因素相互作用。遗传咨询的目的是获得足够多的表型以及家族史，帮助初步判断疾病所涉及的系统、病因学范畴（环境因素为主还是遗传因素为主）、遗传方式等，有助于医生结合全身检查结果，给出准确的疾病诊断。表型包括疾病的症状和体征、发病时间、诱因、症状持续时间及严重程度、症状缓解的方式、家族中是否有其他成员发病、家族成员的亲缘关系等。

医生根据收集到的病史、表型、家族史等信息，初步判断疾病的大致原因，对患儿进行必要的检查，包括体格检查、生化指标检查、病原体检查、辅助检查（超声、磁共振等）、遗传学检查（包括核型分析、拷贝数分析、全外显子检测等）。

💡 专家敲黑板：

通过遗传咨询，对夫妻双方情况有大致的了解。相关检查能够明确病因最好，即便没有明确病因，也可以为其提供建议及心理支持。

15. 婚前检查

 小 豆 丁：每年体检都正常，还需不需要
做婚前检查呢？

 小 A 同学：需要。

 X博士解密：

（1）常规的体检项目

常规的体检项目一般包括：

①身高、体重、血压等的测量，可初步了解受检者的基础情况。

②内科检查——对心脏、肺脏、肝脏、肾脏等器官进行检查，了解心率、肝脏大小，以及是否存在啰音、肿块等，初步排查疾病。

③外科检查——了解甲状腺、淋巴结、乳腺、脊柱、四肢、泌尿生殖器等部位的基本情况。

④血液检查——包括血常规、肝功能、肾功能、血脂、空腹血糖等，可以初步了解是否存在感染、肝肾功能异常、贫血等问题。

⑤尿液检查——包括尿白细胞、尿红细胞、尿白蛋白等，可检查是否存在泌尿系统的感染、肿瘤、结石等，也可辅助诊断糖尿病等疾病。

⑥影像学检查常规为胸部 X 线检查，部分体检还要求腹部彩超、CT等,可了解是否存在结构异常,如果有病变,还可以了解病变的部位、范围、大小等。

⑦心电图检查可了解心率、传导等是否存在异常，还可对心律失常、心肌缺血、冠心病等疾病做出初步诊断。

所以，常规的体检是对全身身体状况做一个评估。

（2）婚前检查内容

婚前检查主要是针对是否适合婚配、适合生育等进行咨询及检查。

首先是询问病史，了解男女双方有无家族性遗传病史；男女双方在血缘上有没有关系，是否为三代之内近亲；双方以往病史，如有没有性病、精神病、遗传病或者是重要脏器方面的疾病等；双方所从事的工作和居住的环境有没有影响到生育功能，同时也会了解有没有吸烟、嗜酒的恶习；女方的月经情况、男方的遗精情况等。

其次是辅助检查，男女双方基础身体状况，包括心脏、血压、血糖、肝肾功能以及传染病检查，及早发现有无严重精神疾病、传染类疾病，避免造成不良影响。女方要进行妇科检查，看看有没有处女膜闭锁、阴道缺如、发育不良等，进行子宫附件彩超检查、了解子宫附件的发育情况；女性还要查看阴道分泌物中有无滴虫、霉菌，有时还要做淋菌涂片检查。男方检查有没有生殖器方面的问题，比如有没有包茎、阴茎硬结或者是短小的问题，看是否有生育方面疾病。

婚前检查很有必要。首先，婚前体检可以防止传染病和遗传病的蔓延，有利于双方和下一代的健康。其次，结合体检所得，医生可对某些遗传缺陷做出明确诊断，并根据其传递规律，推算出影响下一代优生的风险程度，从而帮助男女双方制订婚育决策，以减少或避免不适当的婚配和遗传病儿的出生。

专家敲黑板：

婚前检查有其特殊性及针对性，即便每年体检都正常，也不能替代婚前检查。

第三节

孕前家庭总动员

小豆丁：

为了迎接我的到来，爸爸妈妈还要做些什么准备呢？

小 A 同学：

还有很多。

X 博士：

孕前准备需要全家动员起来。我们可以对照下面这张表进行检查，都符合要求才能怀孕噢。

	检查内容	是	否	参考信息
调整家居环境	是否存在居室环境污染问题		✓	一般新居装修完 3 个月到半年后才可入住
	居室采光是否良好	✓		选择室内阳光充足的房间作为孕妇及婴儿的起居室
	是否有房屋保暖问题		✓	冬季寒冷的地区必要时应对房屋进行维修以减少漏风情况
	居室是否通风	✓		如果居室通风条件不好，要设法安装换气扇或做其他的改善
	居室是否有安全隐患		✓	把可能绊脚的物品重新归置；在卫生间等地加放防滑垫；在马桶、浴缸、淋浴房附近安装扶手，以防滑倒；经常使用的物品要放在站立时方便取放的地方
	是否远离宠物	✓		家有宠物者，在计划受孕时，应将宠物寄养出去，避免接触
调整职业环境	工作环境中是否有铅（主要见于医药、冶金、塑料、陶瓷、油漆、颜料等行业）		✓	这些职业岗位的人员应在考虑受孕时申请调换工作岗位，尽可能少接触有害因素，有些毒害物质在体内的残留期或影响时间较长，即使离开此类岗位，也不宜马上受孕，应提前调整工作环境
	工作环境中是否有汞和苯（汞主要见于采矿、冶炼等；苯作为一种芳香烃有机溶剂，广泛用于油漆染料、医药、橡胶、印刷、农药、有机合成等制造业）		✓	
	工作环境中是否有二硫化碳（主要用于制造黏胶纤维、橡胶、樟脑等）		✓	

检查内容	是	否	参考信息
工作环境中是否有电离辐射（主要见于工业生产放射性物质、从事电离辐射研究以及医疗机构的放射科等职业）		✓	
调整避孕方法 是否停用避孕药	✓		一般在准备受孕前3个月停止服用为宜
是否取出宫内节育器（IUD）	✓		宫内节育器（IUD）在准备受孕前1—3个月取出
是否使用屏障避孕方法（如安全套等）	✓		屏障避孕方法（如安全套等）停用后可立即恢复生育，对母婴均无不良影响，故孕前应使用屏障避孕方法
孕前安全用药 准妈妈是否需长期服用药物	✓		准备怀孕时，根据医师的意见调整药物种类、剂型、剂量等，千万不可擅自停药或减少药量，以免危害自身健康，调整用药后需等待病情稳定后再考虑怀孕
准爸爸是否服用药物	✓		因为精子的成熟周期大约为3个月，所以对于准备生育的男性，建议提前6个月停服某些有致畸作用的药物，提前3个月开始尽量避免服药

16. 了解计划妊娠

小 豆 丁：为了我的出生，爸爸妈妈需要在怀孕前做好家庭生育计划吗？

小 A 同学：要！

X博士解密：

家庭生育计划是一个家庭为迎接新生命所做的规划，包括为自己将要孕育的后代制订保健、教育等方面的预期计划。那么，有计划、有准备地怀孕有什么好处呢？

①可以将非意愿妊娠的发生率降至最低，以减少人工流产对女性身体的伤害。

②通过怀孕前后避免各种不利因素的影响，可以明显减少自然流产、早产、胎儿发育不良、死胎死产和出生缺陷的发生概率，保障胎儿健康。

③有计划地怀孕可以改善备孕夫妻的健康状况，在孕前发现并治疗可能由于妊娠诱发的疾病，从而降低妊娠合并症和并发症的发生概率，保障母亲健康。

④计划怀孕还可以减少上述这些因不良生育行为导致的个人、家庭和社会矛盾。

专家敲黑板：

计划妊娠是指基于当前人类对生育行为的科学认识，备孕夫妻有意识地主动对自己的妊娠行为做出安排。根据夫妻双方生殖生理的规律，调整身心和健康状况，选择适宜的受孕时机，创造良好的受孕环境，以获得一个满意的妊娠结局，包括母亲安全和孩子健康。

17. 最佳生育年龄

小 豆 丁：妈妈的年龄和我的健康有关系吗？

小 A 同学：有关系！

X博士解密：

你们知道女性的最佳生育年龄是多少吗？从统计数据上看，女性在25—34岁生育，母亲自身出现孕产期并发症和胎儿出现异常或不良预后的风险都是最低的。因此，医学上把超过35岁的孕妇界定为"高龄产妇"。随着年龄增加，女性的卵子数量逐渐减少，卵巢功能逐渐减退，受孕机会减少，不孕率则逐渐上升。母亲超过35岁，胎儿染色体异常的风险也逐渐增多。但是，就算过了35岁，怀孕后最终安全生下健康宝宝的，仍然还是多数。同样的，相对于高龄产妇的生育风险，过早生育也有较高的风险。对于年龄不满20岁的早婚早育女性来说，她们除了面临较高的医学风险，还可能缺乏生育方面的知识、决定权，以及独立自主的经济能力。

专家敲黑板：

以上数据是通过对孕期相关并发症风险的医学统计得出来的。所以，要判断是否处在最佳生育时机，把年龄作为重要因素考虑的同时，还应该考量夫妻双方的健康状况，综合权衡各种相关因素，优生优育。

18. 计划妊娠前的避孕

 小 豆 丁：爸爸妈妈在计划妊娠前可以选择哪些避孕方式呢？

 小 A 同学：具体看！

 X博士解密：

常用的避孕方法有四大类：屏障避孕、甾体激素避孕药、宫内节育器、自然避孕法。

屏障避孕法是通过局部物理或化学作用，阻止精子和卵子相遇而起到避孕作用，作用短暂，对女性内分泌和排卵没有影响，也没有体内蓄积的情况。

自然避孕法则通过了解女性的排卵规律，在易受孕期禁欲，避免精子和卵子相遇而达到避孕的目的，不使用任何药物和工具。需要注意的是，自然避孕法的失败率较高，双方应密切观察身体变化，仔细计算安全期，以提高避孕的成功率。

专家敲黑板：

以上介绍的两种避孕方法：屏障避孕法和自然避孕法比较适合在孕前准备阶段使用。但自然避孕法失败率较高，要谨慎使用。

19. 吃了避孕药后怀孕怎么办

小 豆 丁：爸爸妈妈忘记采取避孕措施了，事后服用了紧急避孕药，但还是怀孕了，孩子要还是不要呢？

小 A 同学：看情况。

X博士解密：

目前中国市场上最常见的紧急避孕药内主要含有高效孕激素左炔诺孕酮，它可以延缓或停止卵细胞的释放，防止受精卵着床。另外，紧急避孕药能够增加宫颈黏液的黏稠度，阻碍精子的穿透，所以能够达到紧急避孕的效果。

国内外研究显示，女性服用紧急避孕药后不会对胎儿造成伤害，也不会增加胎儿畸形的发生率。因此，研究人员认为，服用紧急避孕药失败后又怀孕的女性，不应该因为害怕胎儿会出现畸形或其他异常状况而选择人工流产。

专家敲黑板：

月经周期之内服用紧急避孕药，对胎儿没有太大影响，可以考虑要。但如果是在怀孕以后的 5 周内，曾口服避孕药，那么可能会造成胎儿发育畸形。

20. 生活习惯会影响受孕

 小 豆 丁：爸爸妈妈的生活习惯会影响我的健康吗？

 小 A 同学：当然会！

 X博士解密：

首先要戒烟戒酒。烟和酒都会影响男性精子的数量和活力。男性通常要3个月左右的时间才能产生新的精子。因此，为了保证精子的质量不受烟酒的干扰，至少应该在孕前3个月开始戒烟戒酒。香烟中含有大量烟碱和尼古丁等有害物质，女性抽烟会损害卵子，造成卵巢老化，导致生育能力下降，并且增大怀孕期间的风险。这些有害物质还会影响宝宝在宫内的生长发育，增加畸形的概率。所以，备孕的夫妻最好在孕前半年开始不喝酒不抽烟。

其次要养成健康的饮食习惯。太胖或太瘦都不利于受孕，就算受孕了也对宝宝健康有影响。虽然女性受孕需要一定的脂肪储备，但是肥胖会引起身体的各种疾病，危害健康。如果偏食，则容易缺乏营养，这样不仅对身体健康不利，还会影响精子和卵子的质量。所以备孕期间要培养清淡的饮食习惯，少吃高盐和油炸食品，食物品种应多样，多吃蔬菜水果、奶类以及豆制品等营养丰富的食物。

另外，备孕期间生活要规律，早睡早起，劳逸结合，适当地进行体育锻炼，这样有助于提高机体的抵抗力。

💡 专家敲黑板：

对于准妈妈来说，拥有强健的体魄是孕育一个健康宝宝的基础。尤其在妊娠早期，胚胎发育需要充足的营养。因此，从备孕开始就要以科学的方式来调养身体，纠正自己不良的生活习惯，戒烟戒酒，健康饮食，按时作息，适当运动，保持身心的愉悦，逐渐培养良好的生活习惯。

21. 服用叶酸

 小 豆 丁：爸爸妈妈补充叶酸能帮助我健康发育吗？

 小 A 同学：能。

 X博士解密：

（1）叶酸是什么

叶酸是在绿叶蔬菜、谷物和动物肝脏中发现的一种 B 族维生素。人体自身不能合成叶酸，必须经食物或药物补给。孕前补充叶酸，可以降低神经管畸形儿的发生概率，并降低胎儿眼、口唇、心血管、肾、骨骼等的畸形率。

（2）孕前如何补充叶酸

因为叶酸在进入我们体内后，至少需要 4 周时间才能作用于身体，所以建议在备孕期就开始补充叶酸，这样才能更好地保证早期胎儿神经系统的正常发育。另外，曾经怀过神经管缺陷宝宝的女性，一定要在医生指导下补充叶酸，用药剂量与常规不同。一些制酸剂胃药、阿司匹林、雌性激素会影响叶酸的吸收，补充叶酸期间应尽量少服用这些药物。酒精会加速将体内叶酸排出，并且降低肠道对于叶酸的吸收能力，在备孕期间应尽量不喝。有研究表明，男性多吃富含叶酸的食物，可降低染色体异常的精子所占的比例。因此，男性在备孕期间也要补充叶酸。

叶酸的摄入并非越多越好，2021 年《中国临床合理补充叶酸多学科专家共识》推荐女性孕前至少 3 个月开始，在医生指导下每日增补叶酸 0.4 或 0.8 毫克。但如果过量摄入叶酸（每天超过 1 毫克），反而会干扰女性的锌代谢，也会影响胎儿的发育。

许多食物都含有丰富的叶酸，如各种绿色蔬菜（西蓝花、菠菜、生菜、芦笋、小白菜）及动物内脏、豆类、水果（香蕉、草莓、橙子）、奶制品等。除了口服人工合成的叶酸外，备孕期间也可以适当吃些含叶酸丰富的食物，从日常饮食中获取天然叶酸。但仅仅食补是不够的。因为天然叶酸极不稳定，易受阳光照射、加热的影响而发生氧化，所以真正能从食物中获得的叶酸并不多。备孕期需要额外服用叶酸片加以补充。

 专家敲黑板：

建议正在备孕的准妈妈和准爸爸们每日补充叶酸 0.4 毫克，这能有效地预防胎儿神经系统方面的发育异常。

22. 备孕与养宠物

 小 豆 丁：备孕期间，还能在家养宠物吗？

 小 A 同学：需谨慎！

X博士解密：

很多备孕的家庭会碰到这个问题：我们还能养宠物吗？对于喜欢宠物的人来说，要把宠物送走或者暂时跟宠物分开都会难过。所以，如果还没有开始养宠物的家庭，建议先不养。如果是已经养着宠物的家庭，又不愿让宠物离开自己的，就必须要谨慎行事了！

比如，养猫的家庭，需要知道弓形体病的存在。它是由弓形体引起的人畜共患性疾病。而猫是弓形体唯一的最终宿主，也就是说弓形体只在猫体内产卵。其他动物（包括狗）和人是中间宿主，会通过吃下被虫卵污染的食物等而被感染。

正常人感染弓形体一般无大碍，且可自愈。但若女性在孕前感染了弓形体，会在怀孕后，使胚胎或胎儿感染，引起不良后果，如流产、死胎、早产、胎儿畸形等。

那么，如何预防弓形体病呢？需注意：

①吃东西前后需洗手。

②不要食用生肉、未洗过的蔬菜水果、未经高温杀菌的奶制品。

③不喝生水，水烧开后再饮用。

④处理过生肉后，需立即洗手以及清洁台面。

⑤接触宠物饭食、花草树木以及土壤时需戴手套。

⑥减少与宠物过于亲密的动作，接触后及时洗手。

⑦孕前 6 个月开始定期给宠物做体检，如有身体不适，需马上就医。

⑧女性孕前体检时有必要做 TORCH 筛查，以确保体内产生此病毒抗体或没有被感染。

专家敲黑板：

备孕家庭想继续养宠物的，建议从计划备孕开始定期带宠物去医院做体检，特别是弓形体检查，同时要避免和宠物有过于亲密的接触。

23. 弓形体、风疹病毒、巨细胞病毒抗体检测

小　豆　丁：备孕期间，妈妈需要做弓形体、风疹病毒、巨细胞病毒等抗体筛查吗？

小 A 同学：需要！

X博士解密：

弓形体、风疹病毒、巨细胞病毒，都属于 TORCH 范围内，那么什么是 TORCH 呢？ TORCH 是五类病原微生物英文名称首字母的组合：分别指弓形体 TOX、风疹病毒 RV、巨细胞病毒 CMV、单纯疱疹病毒 HSV、其他病

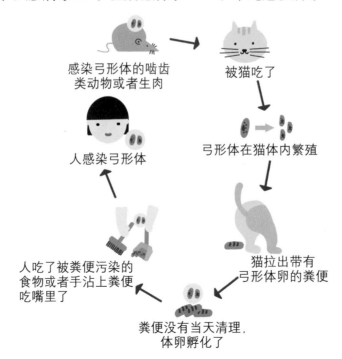

感染弓形体的啮齿类动物或者生肉

被猫吃了

弓形体在猫体内繁殖

人感染弓形体

猫拉出带有弓形体卵的粪便

人吃了被粪便污染的食物或者手沾上粪便吃嘴里了

粪便没有当天清理，体卵孵化了

原体 Other（如微小病毒 B19 等）。被这五类病原微生物感染后，可以引起 TORCH 综合征，导致流产、死胎、早产、先天畸形等，即使幸存也可能遗留中枢神经系统等损害。大多数女性感染后没有明显症状或者症状轻微，但是可以通过胎盘垂直传播给胎儿，通过产道感染新生儿，或新生儿出生后通过母亲的乳汁、唾液和血液感染。

备孕期间做 TORCH 筛查，可以了解备孕女性有没有感染过这些病原体，以及对相关病原体的免疫状况，明确是否需要接种疫苗，指导受孕时间及孕前和孕期注意事项。对于孕前筛查病原体特异性 IgG（免疫球蛋白 G）阴性的备孕女性，可进行健康教育及接种疫苗（目前只有预防和控制风疹病毒疫苗）。

💡 专家敲黑板：

孕前做 TORCH 筛查，可及早发现备孕女性体内是否存在相应的抗体，及时发现急性感染，确定安全妊娠时间，避免在急性感染和活动性感染时受孕。同时，可为孕期 TORCH 筛查结果的判读提供依据。

24. 接种水痘、风疹疫苗

 小 豆 丁：妈妈在备孕前需要接种水痘和
风疹疫苗吗？

 小 A 同学：需要。

 X博士解密：

如果孕期感染风疹病毒，25% 的准妈妈可能造成宫内感染，会在早孕期发生先兆流产、流产、胎死宫内等严重后果，也可能会导致宝宝出生后先天性畸形或先天性耳聋。接种疫苗后，人体会有持久免疫力，风疹病毒宫内感染就不会发生。如果需要接种，由于是减毒疫苗，应至少避孕 3 个月后再计划妊娠。

　　孕早期感染水痘，可致宝宝先天性水痘或新生儿水痘，怀孕晚期感染水痘，可能导致准妈妈患严重肺炎甚至致命。通过接种水痘-带状疱疹病毒疫苗，可在孕期有效防止感染水痘。水痘疫苗也是减毒疫苗，建议至少在受孕前 3—6 个月接种疫苗。

💡 专家敲黑板：

　　风疹疫苗是国家免疫规划疫苗，水痘目前尚未列入国家免疫规划范围。备孕女性可查看自己的预防接种证，了解是否曾经接种过这两种疫苗。如果之前没有接种，建议接种后备孕。

25. 备孕女性如何做运动

小　豆　丁：妈妈在备孕，需要做运动吗？

小 A 同学：需要！

X博士解密：

　　女性在怀孕后由于体内激素的改变，会面临体重增加、胃肠道不适、胸闷、气喘、盆底功能下降等问题，还有可能会有情绪的波动。在备孕期培养好良好的运动习惯，才能更好地面对孕期的各种问题。所以备孕期间的运动建议要综合考虑到怀孕后的身体变化和延续，要量力而行，根据自己的实际情况进行，不可盲目锻炼。

建议女性备孕期间选择有氧运动，它可以加强心肺功能，提高血液中含氧量，增强体能，提高身体抗疲劳的能力；还能消耗脂肪，在怀孕前做好体重管理，可以让准妈妈不必在孕期为了控制体重而特别辛苦。

备孕期间不适合做激烈的运动，可以根据个人的爱好选择慢跑或者快走、游泳、瑜伽、球类运动、跳绳、健身操等。建议每周运动 3—5 次，每次至少持续 30 分钟。不论选择哪种运动，都应坚持运动锻炼的原则，循序渐进，坚持不懈。

 专家敲黑板：

准妈妈的强健体魄是孕育健康宝宝的基础，运动是健康生活不可缺少的部分，应根据自己的实际情况和兴趣爱好选择适合的运动方式，锻炼出健康的体魄，迎接家庭新生命的到来。

26. 房子新装修，备孕要暂缓

 小 豆 丁：爸爸妈妈刚搬进新装修的房子里，可以马上开始备孕吗？

小 A 同学：再等等。

 X 博士解密：

北京市疾病预防控制中心曾经公布了一份历时 7 年的室内环境调查报告。被调查的 1 万多人在北京新建或新装修的 10 多个小区和 30 多家高档宾馆、写字楼、会议中心和实验室里生活和工作，结果在这些环境中检测出了不少污染物!

装修中，装饰材料是必不可少的，而这些装饰材料就是很多有害气体的来源，如甲醛、苯、二甲苯等，这些挥发性物质，具有一定的致癌性和胚胎毒性。而装修用建筑材料大理石、花岗岩、瓷砖等还可能释放放射性氡。室内空气污染和放射线污染是看不见的危险，容易造成不孕或未来宝宝的畸形。

 专家敲黑板：

怀孕前后最好不要装修房屋，这是最保险的方法。如果确实要做，为了减少室内装修污染，在装修中首先要树立健康与环保的家装理念，减少装饰材料使用量；其次要尽量选择绿色环保型家装材料；再次是加强开窗通风，让那些有害气体尽快挥发。

27. 工作中的有毒有害物质

 小　豆　丁：妈妈在工作中可能会接触到有毒有害物质，可以备孕吗？

小 A 同学：做好防护。

 X博士解密：

如果在工作中会接触到化工产品、杀虫剂、油漆、重金属、放射线等有毒有害物质，可能会使备孕存在一定程度的风险。如多种重金属对人类具有生殖毒性，其中较常见的有铅、汞、锰、镉和砷。油漆中含有挥发性的苯、二甲苯等对人体有害的物质，长期处于较高浓度苯、二甲苯环境中对人体及胎儿的发育都有一定的不良影响。接触较大剂量农药、化工产品也会由于其成分中的生殖毒性，而造成不孕、流产、死胎、死产、出生缺陷等不良妊娠结局。

 专家敲黑板：

妊娠最初的 3 个月是胚胎各器官形成期，孕妇若此时接触有毒有害物质可能引起胎儿畸形、流产或死胎。所以，在计划妊娠前，应加强自身防护，尽可能避免接触这些物质。

28. 准爸爸的精子优秀吗

 小　豆　丁：通过精液分析可以知道爸爸的精子质量是否正常吗？

小 A 同学：可以。

 X博士解密：

精液分析对评估男性生育力状况具有重要作用，可了解精液质量和精子的功能。正常精液的颜色呈透明灰白色，如果禁欲时间长，可呈淡黄色，生殖道有炎症时可呈黄色甚至出现血精。在禁欲 3—7 天采取精液时，每次正常排精量为 2—6 毫升，每次排精量少于 1 毫升称为精液量减少，多于 6 毫升称为精液量过多，这些都是异常情况。精液刚排出时呈凝固状态，经过 5—30 分钟会变成液体状态，这一过程称为液化。如果排出后超过 1 小时仍未液化称为精液不液化，会影响精子活动从而影响生育。精液呈弱碱性，pH（酸碱度）为 7.2—7.8，如 pH < 7 则偏酸，pH > 8 则偏碱，偏酸或偏碱均可能会影响精子质量。精子密度是指每毫升精液中含有的精子数量，正常参考值为每毫升 2 千万以上，每次射精精子总数在 4 千万以上。如少于每毫升 2 千万属于少精症，可能会影响生育。精液排出后 1 小时内活动精子的百分比应 ≥ 60%。精子活力分为四级：A 级快速直线前向运动，B 级慢速前向运动，C 级原地摆动，D 级不活动。正常参考值为 A 级与 B 级之和 ≥ 50%，低于这个数值，为弱精症，生育力可能下降。精子畸形率是指形态异常的精子的百分比，正常参考值应在 96% 以下（正常形态的大于等于 4%）。如果精子畸形率超过 96%，属于畸形精子症，也可能会影响生育力。畸形精子和胎儿畸形无关，畸形率高有时可能会导致女方发生自然流产的机会增多。根据精液分析结果可初步了解男性目前的生育力状况。

💡 **专家敲黑板：**

如果精液分析结果低于正常参考值，有存在不育的可能性，要引起重视，及时向医生咨询如何改善精子质量。

29. 运动和精子活力

小 豆 丁：爸爸精子活力低，让他多跑跑步，精子活力会升高吗？

小 A 同学：有可能。

X博士解密：

如果男性备孕时检查发现精子活力低，那么通过加强运动，是不是能够提高精子活力？这是很多人比较关心的问题。的确，平时缺乏运动、长期久坐，可能会引起身体肥胖，肥胖可能会导致男性精液质量下降，影响生育。

久坐不动还会造成睾丸部位温度升高，并可能引起慢性前列腺炎，有可能引起精子质量降低。研究表明，经常进行适当的身体锻炼（中低强度的有氧锻炼，如慢跑、游泳等）可以增强身体机能、提高精子质量，但过度的高强度运动则可能会对精子质量产生不良影响，备孕期男性应尽量避免。另外，尽量不要骑自行车锻炼，长时间骑自行车可引起睾丸处温度升高及前列腺损伤，影响男性生育。

 专家敲黑板：

养成适宜的运动习惯不但可以增强体质，对提高备孕男性性生活质量及精子质量都是有益的，但不能运动过度。

30. 使用手机、电脑对精子的影响

 小　豆　丁：爸爸使用手机、电脑会影响我的健康吗？

小 A 同学：有可能！

 X博士解密：

在现代生活中，大多数人都会使用手机、电脑。手机使用时会产生电磁辐射，但是这些辐射量不会太大，况且在使用时，手机距离睾丸位置较远，正常使用情况下这些辐射不足以对精子质量产生明显的影响，因此一般不会影响生育。但有些人喜欢把手机放在裤子口袋里，这种情况下，一方面，距离靠近后，睾丸受到辐射的概率就会增加；另一方面，手机长时间使用后会温度升高，有时会影响到睾丸部位温度，从而影响睾丸生精功能，引起精液质量下降。使用电脑也是一样，一台电脑的辐射量有限，对生育一般不会有太大影响。但经常处在周围有很多电脑的环境下，或在机房内工作，所受到的电磁辐射量增加，就有可能会对精子质量产生影响。另外，有些人使用电脑时久坐不动，会造成睾丸部位温度升高，并可能引起慢性前列腺炎，这些均有可能影响精子质量。还有些人喜欢把笔记本电脑放在腿上使用，电脑工作时散发出的热量也可引起睾丸处温度升高，长时间使用可能会导致精子质量降低，影响生育。

💡 专家敲黑板：

要合理使用手机和电脑，纠正不良的使用方式。尽量不要长时间使用手机、电脑。

31. 饮酒影响男性生育能力吗

小 豆 丁：爸爸经常饮酒，会影响我的健康吗？

小 A 同学：会。

X博士解密：

在日常生活中，偶尔少量饮用一些啤酒、葡萄酒等，对精子质量的影响一般不会太明显，不必过于担心，不影响备孕。而经常少量饮酒，可能会影响精子质量。一次大量饮酒，甚至喝醉，则很有可能会对精子质量产生影响，影响生育。而如果经常大量饮酒或饮用酒精浓度很高的酒，不仅会影响饮酒者的肝肾等器官健康，也会引起男性生殖系统损害。少量喝酒有时可暂时提高性欲，但大量、长期饮用，就可能影响下丘脑-垂体-性腺轴及睾丸的生精功能，不但影响性功能，也会影响精子质量和精子的发生，导致精子数目、存活率、活力下降，精子畸形率增加，并可引起精子DNA损伤及精子染色体畸变，从而引起生育能力降低，影响胚胎质量和胎儿发育。

 专家敲黑板：

如果准备怀孕，有经常饮酒习惯的应尽早戒酒，精子发生需3个月左右，备孕前戒酒则应3个月以上。

32. 孕前安全用药

 小 豆 丁：为了我的健康，爸爸是不是不能服用任何药物？

小 A 同学：也不是。

 X博士解密：

男性备孕时能否服用药物也是大家比较关心的问题，服用药物对男性生育的影响主要是通过影响精子质量继而对男性生育力及胎儿发育产生影响。我们首先来了解一下有哪些药物可能会影响生育。

①肿瘤化疗药物。大多数化疗药物可影响精子发生，可导致少精症甚至无精症，并可造成精子DNA损伤。

②激素类药物。长期大剂量使用类固醇激素，如雄激素、雌激素、孕激素等，可干扰下丘脑-垂体-性腺轴的功能，导致促性腺激素分泌减少、睾丸萎缩，造成性功能障碍和精子减少。

③ H_2 受体阻断剂。如西咪替丁，长期服用可引起勃起功能障碍和精液量、精子数目减少。

④部分解热镇痛类药物。如消炎痛、阿司匹林等可以抑制前列腺素合成而影响精液质量。

⑤部分药物的毒性作用会直接影响精子，抑制生育力。如秋水仙碱、柳氮磺吡啶等。

⑥抗抑郁药物。很多抗抑郁药物长期服用后会导致男性出现性欲下降、勃起功能障碍及射精延迟，有些还会引起精子质量下降。

⑦有些利尿类药物。如安体舒通，有拮抗雄激素作用，长期服用可降低性欲和损害精子。

⑧一些治疗高血压的药物（如利血平、胍乙啶等）和心血管药物（如甲基多巴、地高辛等）。长期服用可影响男性的性功能和生育功能。

对于因病情需要正在使用以上药物的，如准备生育，至少在备孕前 3 个月起尽量停止服用，或改用其他对生育影响小的药物。特别是必须使用肿瘤化疗药物的，最好在治疗前能进行精液冷冻保存。不是所有的药物都会影响精子质量，因此不必对一切药物都排斥，必要时还是需要服用药物治疗疾病的。

专家敲黑板：

对于一般常规药物只要科学服用，严格掌握剂量和疗程，对生育影响不会太大。但用药和备孕前都应向医生进行咨询，合理用药。

33. 暂时不宜怀孕的情况

 小 豆 丁：哪些情况下，爸爸妈妈不能马上备孕呢？

 小 A 同学：太多了。

 X博士解密：

（1）不宜马上受孕的疾病患者

①心脏病（心功能三级或以上者）、高血压伴血管病变。

②糖尿病伴高血压、肾脏及视网膜病变者，病程达20年以上的年龄＞35岁孕妇。

③急性传染病（如流感、风疹、病毒性脑炎、传染性肝炎等）的患者。

④某些血液病患者（再生障碍性贫血、白血病、严重贫血、血小板减少性紫癜等）。

（2）下面这些日常情况也不适宜怀孕

①接受X线照射后不宜立即怀孕。X线每次对人体照射的量虽然很小，但很容易损伤人体内的生殖细胞和染色体。过3个月后怀孕较为安全，最短也需要1个月。

②酒后不宜怀孕。酒精会损害生殖细胞，加速精子、卵子老化，损害受精卵质量，导致胎儿宫内发育迟缓，是胎儿先天性畸形与先天性愚型的重要诱因。

③长期服药，不宜急于怀孕。备孕女性如果长期重复使用某种药物，如激素、抗生素、止吐药、抗精神病药物等，可导致致畸作用的加强。因此，长期服药后不要急于怀孕，先咨询医生，必要时换药或者停药后备孕。

④身体疲劳不宜怀孕。在极度疲劳的情况下，身体免疫力下降，生殖细

胞质量也会有所下降，此时受孕，对胎儿健康发育十分不利。

 专家敲黑板：

　　患有上述慢性病和身体不良状况下的女性患者妊娠时，会对胚胎产生不良影响，引起流产、早产、胎儿发育不良，甚至死胎、死产。同时对患者本身而言，可能因妊娠加重病情。因此，这些情况下不宜马上怀孕。

34. 宫颈 HPV 感染的患者可以怀孕吗

 小　豆　丁：宫颈 HPV 感染的患者可以怀孕吗？孕前需要注意什么？

小 A 同学：看情况。

 X博士解密：

　　仅仅只有宫颈 HPV 感染，是可以怀孕的。

　　先了解下 HPV 是什么吧。HPV 又叫人乳头瘤病毒，目前已知 HPV 有 100 多种，生殖道尖锐湿疣和宫颈癌这两种疾病目前认为均与 HPV 感染相关。

（1）孕前感染 HPV 怎么办

　　HPV 感染需要结合细胞学检查综合判断：

　　①如果是 HPV16 型、18 型感染则建议阴道镜检查。

　　②其他 HPV 阳性、细胞学检查结果为阴性者 1 年后随访。

　　③ HPV 阳性，细胞学结果为 ASCUS（诊断意义不明确的非典型鳞状上皮细胞）及更高级别病变者建议阴道镜检查。

④阴道镜发现可疑病灶，应给予宫颈活检，如发现宫颈癌或癌前病变，需待宫颈病变治愈后，再考虑生育。

⑤生殖道尖锐湿疣主要与低危型 HPV6 型、11 型感染有关，一般建议发现尖锐湿疣者应积极治疗湿疣后再考虑妊娠。

（2）HPV 感染影响怀孕的机会吗

HPV 感染本身不会增加受孕难度，而 HPV 感染所致的癌前病变或宫颈癌及其引发的必要的宫颈治疗，可能会降低女性的受孕能力。

（3）HPV 感染影响胎儿吗

HPV 感染并不会影响胎儿发育，目前也没有足够证据表明 HPV 感染会增加自然流产或者早产的风险。不过，HPV 可能会导致宫腔感染和胎儿宫内感染。

专家敲黑板：

当得知自己感染了 HPV 后不必恐慌，只要在孕前有全面的宫颈筛查，单纯 HPV 感染不是备孕的绊脚石。同时，在孕期和产后还需要有随访指导和检查。

35. 孕前医学检查

小 豆 丁：爸爸妈妈在准备生我之前需要去医院做检查吗？

小 A 同学：要。

X博士解密：

（1）什么是孕前医学检查

孕前医学检查是有怀孕计划的夫妻在备孕期间进行一系列的相关检查。它不仅可以帮助夫妻规避很多影响胎儿健康的风险，也可以让夫妻双方全面了解身体的健康状况，排查出一些并不适合怀孕的疾病，如某些遗传性疾病、妇科疾病、高血压、心脏病等。这些疾病需要在控制病情后才能怀孕，否则贸然怀孕的话会危及妈妈和宝宝的健康和安全。另外，通过检查，还能在一些疾病的早期做出诊断，给予早期治疗，在完全治愈后便可怀孕。做到有计划、有准备地怀孕，是保障母婴健康的第一关。

（2）孕前检查有些什么内容

①一般常规检查：主要有血常规，尿常规，血型，空腹血糖，肝功能、肾功能和甲状腺功能检测，心电图，腹部 B 超等。

②妇科相关检查：包括生殖系统检查、妇科 B 超、性激素 6 项检查等。

③ TORCH 全套筛查：包括弓形体（TOX）、风疹病毒（RV）、巨细胞病毒（CMV）、单纯疱疹病毒（HSV）、其他病原体（Other，如微小病毒 B19 等）。

④传染病检查：主要有肝炎病毒、梅毒、艾滋病病毒（HIV）检查等。

另外，对于以前有多次自然流产史或胎儿畸形生育史的夫妇，还需要进行染色体检查、基因筛查，以及免疫检查等。

专家敲黑板：

孕前检查能帮助备孕的夫妻在怀孕前发现异常，及时治疗并避免潜在问题，将身体和心理都调适到最佳状态，并能留出时间来补充叶酸，调整饮食和接种疫苗，从而在医生指导下有计划地怀孕，以减少宝宝出生缺陷，保证准妈妈平安度过孕期和分娩。孕前检查的目标不只是怀上宝宝，更重要的是母婴健康。

36. 准爸爸也要做孕前检查

小 豆 丁：准备生我之前爸爸需要去医院
做孕前检查吗？

小 A 同学：需要。

X博士解密：

很多育龄期男性认为生育是女方的事情，备孕前只要女方做检查就可以了，只有以后怀不上男方才要去检查，这种观点是非常错误的。怀孕主要是男方精子和女方卵子的结合，只有最优良的精子和卵子结合才能生育出健康的宝宝。从医学角度看，在优生优育方面，夫妻双方所承担的责任是相同的。男性进行备孕前检查可以了解目前自己的生育能力及生育状态、有无影响生育及优生优育的疾病，以及是否存在可能影响男性生育的不良生活方式。备孕时，如果男性存在某些疾病（如精索静脉曲张、传染性疾病、生殖道感染等），就可能会影响生育。也有越来越多的研究表明，出生缺陷与父亲的年龄大（超过 40 岁）、经常有较大的心理压力、不良的生活习惯（吸烟、酗酒等）及工作环境因素（如经常接触重金属、油漆、化学物品、辐射射线等）相关。男方如果有染色体异常、精子 DNA 完整性差、精子畸形率高，存在抗精子抗体、生殖道感染等，也可能会导致女方发生流产和胚胎发育停止。因此，备孕前男性进行孕前检查也是非常必要的。

专家敲黑板：

夫妻双方都需要做孕前检查，以确保能正常怀孕和生育出健康宝宝，尽量避免自然流产及出生缺陷的发生。

37. 准妈妈孕前口腔检查

 小 豆 丁：妈妈孕前需要做口腔检查吗？

 小 A 同学：当然要！

 X博士解密：

口腔检查被很多的备孕女性忽视，其实它也是非常必要的检查。怀孕后，由于体内性激素的变化，牙龈容易充血肿胀，再加上妊娠反应，很多准妈妈的口腔卫生不能如孕前那样保持，孕期很容易发生牙病。如果孕前存在牙周疾病，怀孕后牙周炎症会更加严重，而此时很多治疗则因为怀孕无法进行，稍有不慎便会影响胎儿的正常发育。孕前口腔检查内容包括：

①检查牙齿是否洁净。要确保牙齿的洁净，否则怀孕后可能会因牙斑菌、牙结石过多而导致牙齿问题。最好是能洗一次牙，把口腔中的牙石、菌斑去除掉，保护牙龈。

②检查是否有牙龈炎、牙周病、龋齿等，对有病变的牙齿及时做补牙、拔牙等针对性治疗。

专家敲黑板：

女性孕前需要进行口腔检查，预防和治疗牙病，避免妊娠期发病治疗不彻底，影响母婴健康。

38. 如何推算易孕期

小　豆　丁：推算出易孕期是不是就能早点怀
　　　　　　上我?

小 A 同学：对!

 X博士解密：

　　什么是易孕期? 在女性的一个月经周期内，最有可能怀孕的时期叫做易孕期。如果女性的月经周期很规律，每次都是 28 天左右，排卵通常会出现在下次月经前的 14 天左右。在推算出来的排卵日的前后各两三天，就是易孕期。

　　如果是月经周期不规律的女性，也可以借助别的方法：测基础体温，女性排卵后，体温会比平时高 0.3—0.6 摄氏度；阴道分泌的黏液会变得很稀薄，甚至拉出长丝；检查排卵试纸，当排卵试纸显示强阳性，一般会在 24—48 小时之内排卵；还可以去医院进行卵泡监测。一般情况下，每名女性每个月经周期会排出一枚卵子，存活 1—2 天。当男性的精子进入女性的生殖系统，能存活 2—3 天。所以，在排卵前后的易孕期，受孕成功的可能性更大。

专家敲黑板：

　　通过推算月经周期、测基础体温、检查排卵试纸，以及进行卵泡监测等方法，可以预测出排卵日，在排卵日前后的易孕期受孕的成功概率更高。

第二阶段

小豆丁来了

第一节

小豆丁变形记

小豆丁：

哈哈，我来啦！很高兴跟大家来分享我在妈妈子宫内的完美成长历程！

小 A 同学：

太棒啦！

X 博士：

小豆丁在妈妈子宫里的每时每刻都在生长变化，每一个月都会有显著的不同。

39. 小豆丁的成长变化

小 豆 丁：我在妈妈的子宫里，既在长高长大，也在发育成熟，从一粒"小菜籽"变成了一个宝宝。

小 A 同学：好神奇！

X博士解密：

从末次月经的第一天开始算起，七天算一周，四周算一个妊娠月。按这样计算，则是"怀胎十月"。我们一起来看看小豆丁每个妊娠月的情况吧。

小豆丁的成长变化

孕周	胎儿成长情况	胎儿大小	双顶径股骨长
第四周	1. 受精后 7—9 天，受精卵开始着床 2. 还不能辨别原始的器官雏形	宝宝身长只有 2—4 毫米，好似一粒菜籽	
第八周	1. 宝宝已经可以分出胎头、胎体 2. B 超下可见宝宝形态及胎动，宝宝开始像跳动的豆子一样运动 3. 皮下的血管清晰可见	宝宝身长1.5—2 厘米，身长大小像一粒葡萄。	此时可测量宝宝的头臀长，大约1.6 厘米
第十二周	1. 宝宝已经初具人形了 2. 宝宝手指和脚趾已经完全分开 3. 今后发育成牙齿的 20 个牙胚已形成 4. 脐带已经完全发育好，里面包括了三种不同的血管	宝宝体重14—20 克，身长7—9 厘米	此时可测量宝宝的双顶径为 8—9 毫米

孕周	胎儿成长情况	胎儿大小	双顶径股骨长
第十六周	1. 宝宝能吞咽羊水 2. 宝宝已出现呼吸运动 3. 手的指甲开始形成 4. 通过 B 超已能分辨宝宝是男孩还是女孩	宝宝身长 16 厘米，体重约 110 克	双顶径约 3.3 厘米，股骨长约 1.8 厘米
第二十周	1. 宝宝全身皮肤的小绒毛及头部的毛发开始长出 2. 宝宝肾脏已经能够制造尿液 3. 宝宝感觉器官迅速发育，例如听觉、视觉、嗅觉、触觉、味觉 4. 宝宝表面开始形成胎脂	宝宝身长 25 厘米，体重约 320 克	双顶径约 4.7 厘米，股骨长约 3.1 厘米
第二十四周	1. 宝宝已经有听力了，还可以区分出不同频率的声音 2. 宝宝此时有味蕾了 3. 宝宝的眉毛和眼睑清晰可见 4. 手指和脚趾已经长出指（趾）甲	宝宝现在身长大约 30 厘米，体重 650 多克	双顶径约 6 厘米，股骨长约 4.2 厘米
第二十八周	1. 宝宝身上覆盖了一层白色的、滑腻的胎脂 2. 此时宝宝的眼睛对光线也有了反应 3. 因肺泡尚未发育成熟，所以宝宝若此时出生，生存能力极差	宝宝身长大约 35 厘米，体重 1000—1100 克	双顶径约 7.2 厘米，股骨长约 5.1 厘米
第三十二周	1. 皮下脂肪更加丰富了，皱纹少了，看起来已像一个婴儿了 2. 肺已经具备了呼吸的能力 3. 消化系统已经能够分泌消化液了 4. 宝宝的眼睛可以自由地睁开、闭上 5. 医生检查的时候，用手摸孕妇腹部，就可以判断出胎位了	宝宝的身长大约 41 厘米，体重 1800—2000 克	双顶径约 8.1 厘米，股骨长约 5.9 厘米

孕周	胎儿成长情况	胎儿大小	双顶径股骨长
第三十六周	1. 两个肾脏发育完成，肝脏也能代谢身体里的废物了 2. 由于皮下脂肪和肌肉增多，宝宝看起来胖胖的，非常可爱 3. 面部胎毛基本脱落，头发也已经长出，疏密程度因人而异 4. 此时若宝宝提前出生，存活的可能性非常高	体重2800克左右，身长47厘米左右	双顶径约8.8厘米，股骨长约6.7厘米
第四十周	1. 满37周，宝宝就可以称作是足月儿了 2. 羊水由原来的清澈透明变得有些混浊 3. 宝宝身上的小绒毛以及部分的胎脂已脱落并消失，皮肤因此也变得非常光滑细腻 4. 到了40周，很多宝宝都会在这一周出生，但也有部分宝宝会提前或推后1—2周出来，这都是正常的	体重3500克左右，身长50厘米左右	双顶径约9.4厘米，股骨长约7.2厘米

💡 专家敲黑板：

整个孕期，准妈妈都要进行产前检查，医生会关注准妈妈和宝宝的变化，确保宝宝生长发育正常。

第二节

轻松度过孕早期

小豆丁：

我刚来到妈妈的子宫里，感觉有些不适应呢！要怎么度过这个时期呢？

小 A 同学：

放轻松。

X 博士：

首先要确定是否怀孕，再通过检查确定是否正常怀孕。然后，尽早确定分娩医院，定期进行产检，参加产前保健课程。

40. 如何确定是否怀孕

 小 豆 丁：妈妈怎么才能知道自己怀孕了呢？

 小 A 同学：可以检测。

 X博士解密：

（1）早孕反应

一般在停经 6 周左右（月经过期 14 日左右），有些准妈妈甚至在停经后即开始有头晕、恶心、乏力、嗜睡、食欲不振、偏食、喜欢吃酸性食物、厌油腻等早孕反应症状。

（2）基础体温测定

双相型体温（月经周期的后两周基础体温较前两周上升 0.4—0.6 摄氏度，至月经前 1—2 天或月经第 1 天体温又下降）的育龄女性，一般排卵后体温上升 18 天不见下降，基本可判断已经怀孕。基础体温测定方法为每天睡足 6—8 小时醒来，不做任何活动，也不讲话及进食，此时测得的体温即基础体温。

（3）早孕试纸测试

怀孕以后，准妈妈血液中一种叫人绒毛膜促性腺激素（HCG）的物质逐渐增多，随后尿液中也有这种激素排泄。早孕试纸测试的就是这种激素。一般在受精后 20—25 天（通常在月经过期 5—7 日）就可以验出。

（4）血、尿液化验

血、尿液检查人绒毛膜促性腺激素（HCG）的定量，当 HCG 浓度超过一定范围就表示怀孕了，这个检查要由医院做。

（5）B超检查

要想了解胚胎是否在宫腔内，胚胎发育是否正常，则还要借助B超检查。一般B超检查在停经6周左右，即月经过期14日左右，看到孕囊及显示胎儿心脏搏动，判断是单胎还是多胎，并可以通过测量孕囊来估计孕周。此外，早孕B超还可以排除宫外孕、葡萄胎或异常胚胎等情况。

 专家敲黑板：

平时月经周期正常，若月经过期，应考虑怀孕的可能，并应进行进一步的检查以确诊。现有的简易家用早早孕快速检测试纸如测定为阳性，或基础体温测定体温在排卵后上升18天，基本可判断已经怀孕。但要证实是否正常怀孕，还需到医院检查。

41. 认识宫外孕

 小　豆　丁：什么是宫外孕呀？要怎么发现它呢？

小A同学：做B超检查！

 X博士解密：

宫外孕，顾名思义，就是宝宝睡到了子宫腔以外的地方。宫外孕最常发生的部位是输卵管。同房后，精子穿过宫颈、子宫，进入输卵管，到达输卵管远端的壶腹部。在这里，精子与输卵管伞端拾起的卵子相遇，成为受精卵。在正常的受孕过程中，受精卵在输卵管的蠕动下回到子宫腔，种植在子宫壁上，称为"着床"。但如果输卵管受到炎症侵害、管腔阻塞、周围组织挤压、粘连等因素的影响，输卵管的运送功能就会受到影响，这样受精卵就不能回到子宫腔种植，而是卡在了输卵管内发育、长大，最后造成输卵管破裂。有时受精卵会游走到子宫腔以外的其他部位着床，我们把这些妊娠统称为异位妊娠，即宫外孕。根据着床部位不同，有输卵管妊娠、卵巢妊娠、腹腔妊娠、宫颈妊娠及子宫残角妊娠等。

💡 专家敲黑板：

宫外孕早期没有明显的症状，如果出现停经，剧烈下腹痛，或阴道不规则点滴出血，一定要及早去医院就诊，通过 B 超来排除宫外孕的发生。此外，这个孕周如果有不规则阴道流血、流液，或长期出现阴道出血淋漓不尽并伴有腰酸、腹部饱胀感等，要及时就诊。

42. 什么是早孕反应

小　豆　丁：什么是早孕反应呢？应该怎样处理？

小 A 同学：不用处理。

X博士解密：

怀孕是让绝大多数准妈妈欣喜若狂的事情。可是在怀孕的早期，也就是停经 6 周左右，有些准妈妈会出现头晕、疲乏、嗜睡、食欲不振、偏食、喜欢吃酸的东西、厌油腻、恶心、呕吐等症状，而且恶心、呕吐常常在晨起时比较明显，所以称为早孕反应。这是体内一些妊娠激素分泌的结果，早孕反应会在孕 12 周前后自然消失，不需特殊处理。

专家敲黑板：

有孕吐现象的准妈妈，一定要稳定情绪、放松心情。在饮食上，中医食疗有一些行之有效的方法，可以试一试。

①红糖姜茶：生姜、陈皮各10克，加1小勺红糖和适量水，煎成糖水饮用。

②醋浸姜片：鲜嫩生姜1个，切片后用醋浸泡至变深色，含食。

③姜汁柿饼：生姜20克，柿饼2个，加少量开水将柿饼捣烂后一并蒸煮，每次服食1小勺。

④甘蔗姜汁：甘蔗1节，加10克生姜，榨汁饮用。

⑤扁豆米汤：干扁豆10克，磨成粉，和米汤一起调和服用。

⑥橄榄糯米粥：鲜橄榄50克捣烂，连同汁水和糯米50克一起熬粥服用。

43. 预产期的计算方法

小 豆 丁：妈妈能算出我大概什么时候出生吗？

小 A 同学：有公式！

X博士解密：

如何推算预产期有一个简单的公式：从末次月经来潮的第一天算起，月份上减3或加9，日期上加7。

举例1：某孕妇的末次月经首日为2021年11月2日，11-3=8月，2+7=9日，因此，该孕妇的预产期为2022年8月9日。

举例2：某孕妇的末次月经首日为2022年3月20日，3+9=12月，20+7=27日，因此，该孕妇的预产期为2022年12月27日。

专家敲黑板：

因为真正的排卵日期往往和月经来潮的日期有差距，尤其是对一些月经不规律的女性而言，所以还应该根据其他的一些证据来推算预产期。

①根据 B 超检查结果来推算预产期，这是较为可靠的方法。

②根据早孕反应出现的时间推算，早孕反应一般出现在停经 6 周左右。预产期大约是出现反应日后再加 34 周。

③初次胎动时间常于妊娠 18 周后出现。根据胎动日期加上 5 个月，大约就是预产期。

44. 认识胎盘

小　豆　丁：胎盘？是用来做什么的呢？

小 A 同学：物质交换。

X博士解密：

胎盘是母体与胎儿之间进行物质交换的唯一器官，它像一个吸盘一样附着在子宫壁上。胎盘通过脐带和胎儿相连，胎儿通过胎盘可从母体得到发育所必需的营养和氧气；反过来，胎儿的代谢产物也通过胎盘交换到母体，由母体排出体外，我们称这种功能为胎盘的物质交换功能。另外，胎盘有分泌激素和免疫的功能。和母体血型不同的胎儿可以在子宫里长大，可能是胎盘起了很大的作用。到了胎儿足月，胎盘的分量是胎儿体重的 1/6。

胎盘的形成和成熟是一个完整的过程，不是在短时间内就可以完成的，通常在怀孕的第 8—15 周。胎盘的异常和疾病会影响胎儿的发育，或引起流产、早产、胎盘早期剥离、产后出血等产科疾病。充足的孕期营养是胎盘正常代谢和发挥功能的前提条件。

💡 专家敲黑板：

一般可以将胎盘分为四级：

0 级胎盘出现在孕 28 周以前，提示胎盘未成熟。

Ⅰ级胎盘多出现在孕 29—36 周，提示胎盘趋向成熟但尚未成熟。

Ⅱ级胎盘分为早期与晚期，Ⅱ级早期提示胎盘为成熟早期；Ⅱ级晚期提示胎盘已成熟。Ⅱ级胎盘多出现在孕 36 周至 40 周。

Ⅲ级胎盘亦分为早期与晚期。Ⅲ级早期提示胎盘已成熟，胎盘功能尚可；Ⅲ级晚期可见钙斑伴声影，多出现在孕 37 周以后，提示胎盘已趋向老化，胎盘功能已减退。

以上胎盘四级分类，只是通过 B 超的图像提示，准妈妈可以对此有所了解，但最终还是要由医生进行判断。

45. 认识羊水

小 豆 丁：什么是羊水，羊水有什么作用呢？

小 A 同学：保护作用。

X博士解密：

妊娠的不同时期，羊水的来源、容量及组成均有不同。妊娠足月羊水量为 800—1000 毫升。宝宝的尿液是羊水的主要来源，宝宝的肺也参与羊水的生成。羊水在羊膜腔内不断地进行液体交换，以保持羊水量的相对恒定。

羊水的主要功能是保护宝宝和保护准妈妈。

羊水保护宝宝表现为：使宝宝在羊水中活动自如，羊水温度适宜，有一定的活动空间，防止宝宝受外界的机械性损伤。在临产后，羊水直接受到宫缩压力能使压力均匀分布，避免宝宝受压而导致胎儿宫内窘迫。

羊水也保护准妈妈，表现为：由于羊水的缓冲作用，减轻胎动引起的不适感，破膜后羊水对产道起润滑作用，羊水冲洗产道，减少感染机会。

正常妊娠时，羊水的产生和吸收处于动态平衡中。羊水量超过 2000 毫升，就称为羊水过多。慢性羊水过多羊水量增加缓慢，症状就比较轻微；急性羊水过多则羊水在几天内迅速增加，孕妇压迫症状严重。约 1/3 的羊水过多原因不明，多数重度羊水过多可能与胎儿畸形、妊娠合并症及其并发症有关。

怀孕晚期羊水量少于 300 毫升，称为羊水过少。如羊水过少发生在妊娠早期，胎膜可与胎儿粘连在一起，造成胎儿严重畸形；发生在妊娠中晚期，会引起斜颈、曲背、巨颌、手足畸形等，宝宝肺部发育也可能受影响，出生后呼吸窘迫综合征的发病率明显增加；孕晚期羊水过少，可导致宫缩时脐带受压，胎儿宫内窘迫或新生儿窒息发生率明显增加。

专家敲黑板：

羊水量的正常与否主要通过 B 超来监测，目前临床运用两种方法来测定：

①羊水指数（AFI）——以孕妇肚脐为中心分为四个象限，各象限最大羊水深度相加之和，超过 200 毫米为羊水过多，不到 80 毫米为羊水过少。

②最大羊水垂直深度——测量单一最大羊水暗区垂直深度，超过 70 毫米为羊水过多，不到 30 毫米为羊水过少。

异常的处理主要根据胎儿有无畸形、孕周、胎盘功能及孕妇的状况而定。

46. 什么时候要进行产检

小 豆 丁：准妈妈的产前检查要如何安排？

小 A 同学：看情况。

X博士解密：

怀孕 10—12 周，准妈妈就需要确定分娩医院，并去产科进行早孕检查。这有利于筛查产前疾病、核实孕周。B 超检查、心电图检查、产科全套生化血的检查也在此时完成。

之后，检查次数会根据宝宝发育的早、中、晚不同阶段的生理特点和准妈妈生理变化而决定，规范系统的产前检查是确保母婴健康和安全的关键环节。

产检复诊时间

孕周	检查频率
孕 12 周—32 周	每 4 周检查一次
孕 32 周—36 周	每 2 周检查一次
孕 36 周—40 周	每 1 周检查一次
孕 40 周—41 周	每 3 天检查一次

专家敲黑板：

每次检查后医生会预约下次检查时间，如有异常，会增加检查次数。即使没到预约检查时间，如果感觉有异常和不适，也可主动前去医院就诊。

47. 如何送检尿常规

小 豆 丁：每次产检都有尿液常规检查，
有什么要特别注意的吗？

小 A 同学：有。

X博士解密：

尿液常规检查是孕妇每次进行产前检查的必查项目，尿检的内容包括检测尿液的理化性质（如酸碱度）、尿液中的有形成分（如红细胞、白细胞、上皮细胞），以及有无蛋白尿等。它是判断孕妇在妊娠过程中是否有并发症和合并症发生的重要指标之一。正确留置尿液标本须注意以下几点：

①留置尿液的容器必须清洁干燥，以免混入杂物影响检测结果。

②检测尿常规的前晚尽量不要进甜食，建议晚上 8 点以后不再进食。因为孕妇肾脏对糖的滤过率比正常人高，餐后容易出现糖尿，但是这并不一定说明是患了糖尿病。

③宜留取空腹第一次晨尿，约 20 毫升置于容器内。由于晨尿浓度较高，且不受饮食的影响，检验结果更具参考价值。

④留取尿液前最好用清水清洗外阴、弃去前段尿和后段尿，用中段尿液送检，避免白带等污染尿标本，影响检测结果。

专家敲黑板：

不恰当的留置方法会影响检测结果，因此正确地留置尿液标本，对确保诊断的准确性是非常重要的。

48. 孕期保健课程

 小　豆　丁：孕期需要参加哪些保健课程呢？

 小 A 同学：很多。

 X博士解密：

　　孕期的健康教育活动，给准妈妈及家属科学的孕期及育儿知识，包括孕期保健、自我监护、分娩知识、疾病预防、育儿指导等。健康教育的形式非常丰富，有老师示范，有模拟操作，有实地参观，有准妈妈之间的互动交流，使孕期及产后的科学知识更好地让准妈妈及其家属吸收、消化并真正地执行。比如，有的医院会针对不同孕周，开设如下各种特色课程。

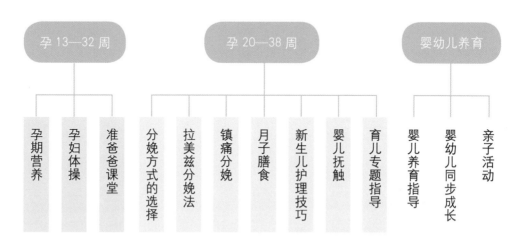

孕期保健课程设置举例

💡 专家敲黑板：

　　产前健康教育不仅是完成健康知识的传播，而且是理解、支持、促进健康孕育的重要措施。所以，每一位准妈妈及其家属都应接受适当的健康教育，它能帮助准妈妈及家人掌握保健知识，熟悉医院就诊流程，愉快地度过孕期及分娩期。

第三节

小豆丁的营养需求

小豆丁：

我在妈妈子宫里的时候，妈妈需要的营养是不是和平时不一样呢？你们知道我需要哪些营养吗？

小 A 同学：

各种各样。

X 博士：

孕妇为适应妊娠期间增大的子宫、乳房和胎盘，以及胎儿的生长发育、智力发育需要，所需营养要高于非妊娠期，应保证充足热量的摄入，补充蛋白质、钙、铁、锌、碘等微量元素，以及各种维生素。当然，根据孕妇的不同孕周、不同体质，需要补充的营养不尽相同，关键是要营养均衡、科学合理。

49. 孕早期饮食安排

小　豆　丁：妈妈刚怀孕的时候经常会恶心，
还怎么吃得下那么多食物呢？

小 A 同学：顺其自然。

X博士解密：

女性在孕育新生命的时候是可以正常饮食的，随着孕周增长，需要的食物摄入量可能会有所调整。但有一部分准妈妈在孕早期会有明显的妊娠反应，容易食欲减退、恶心和呕吐等，这种情况下，就不需要特殊强调饮食结构，而是要保证最基本的能量供应，根据准妈妈喜欢的口味来选择食物，避免煎炸和油腻的食物。如果仍然无法进食，则需要寻求医生的帮助。

孕早期的碳水化合物的摄入量每日至少应有 130 克，否则易导致机体脂肪分解产生酮体，酮体产生过多或利用不足，可能会造成酮症，酮症可影响胎儿发育。准妈妈可以通过食用富含碳水化合物的食物，如米饭、面条、烤面包和苏打饼干等获得充足的碳水化合物。另外，糕点、薯类和根茎类蔬菜也含有较多碳水化合物，可以避免酮症发生。孕早期还要注意叶酸的补充，预防胎儿神经管发育畸形。

专家敲黑板：

怀孕早期，准妈妈的饮食和平日没有什么特别明显的不同，不需要过度补充营养。因此，孕早期除了避免吃一些生冷、辛辣或者含有酒精的食物外，还要饮食结构合理、定时定量。

50. 孕中期饮食安排

小　豆　丁：孕中期的饮食安排要注意些什么呢？

小 A 同学：多种要求。

X博士解密：

（1）增加主食摄入

米、面等主食是中国传统膳食中热量的主要来源。为保证准妈妈能摄入足够的热量，避免维生素 B_1 摄入不足，孕中期必须保证适量的全谷物摄入。

（2）增加动物性食品

动物性食品所提供的优质蛋白质是胎儿生长和准妈妈组织增长的物质基础。豆类及豆制品所提供的蛋白质与动物性食品相仿，一般来说，动物性食品提供的蛋白质应占蛋白质总量的 1/3 以上。

（3）选食动物内脏

动物内脏包括动物肾、心、肝等。它们不仅含有丰富的优质蛋白质，而且还含有某些维生素和矿物质，为此建议孕中期准妈妈至少每周 1—2 次选食一定量的动物内脏。

（4）增加植物油的摄入

孕中期胎儿机体和大脑发育速度快，对脂类尤其是必需脂肪酸的需要量增加，须及时补充。孕中期妇女还可选择摄入花生仁、核桃仁、葵花籽仁、芝麻等油脂含量较高的食物。

（5）少量多餐

随着妊娠进展，子宫进入腹腔可能挤压胃部，准妈妈每餐后易出现胃部饱胀感。对此，准妈妈可适当减少每餐的进食量，做到以舒适为度，同时增加餐次，如每日 4—5 餐。

（6）预防贫血

孕中期血容量增加很快，容易发生妊娠期贫血。多吃含铁食物，如红肉、动物血及肝脏等，同时补充维生素 C，有利于铁的吸收。

 专家敲黑板：

到了孕中期，早孕反应基本消退，准妈妈每餐的摄入量可有所增加，有意识地补充一些准妈妈和胎儿需要的营养物质。

51. 孕晚期饮食安排

 小 豆 丁：我现在长得可快啦，需要很多营养，妈妈应该怎么安排饮食呢？

小 A 同学：多营养素。

 X博士解密：

（1）保证优质蛋白质的摄入

胎儿的身体长大了，大脑发育加快，同时准妈妈代谢增加，胎盘、子宫和乳房等组织增大，需要大量蛋白质的储存以及热量的供应，因此需要增加蛋白质，每日摄入量不少于 80 克（在未孕基础上每日增加 25 克）。

（2）脂肪和碳水化合物不宜摄入过多

孕晚期绝大多数准妈妈由于各器官负荷加大，血容量增大，血脂水平增高，活动量减少，总热量供应不宜过高。尤其是最后一个月，要适当控制脂肪和碳水化合物的摄入量，维持体重适宜增长，以免胎儿过大，造成分娩困难。

（3）继续保证足量钙的摄入

孕期全过程都需要补钙，孕晚期的摄入量更明显增加，因为胎儿的牙齿和骨骼钙化加速，体内钙的一半以上是在孕晚期最后两个月储存的。同时应摄入足够维生素 D，以促进钙的吸收。准妈妈每日膳食中应供给维生素 D 约 10 微克（相当于 400 国际单位），海鱼、动物肝脏、鸡蛋黄中维生素 D 含量较高。准妈妈还可以在户外散步时，让阳光照射皮肤来补充维生素 D。

专家敲黑板：

由于胎儿长大，压迫母体，准妈妈胃容量相对减少，消化功能减弱，胃部会有不适或饱胀感。因此，孕晚期饮食宜少吃多餐，每日可进 5—6 餐，食物尽量清淡可口、易于消化，减少食盐摄入，不吃过咸的食物。

52. 孕中、晚期补充蛋白质

小 豆 丁：孕中、晚期要吃很多的肉和奶，
这是为什么呢？

小 A 同学：补蛋白质！

X博士解密：

步入孕中、晚期后，胎儿会快速生长发育，从母体摄取自身发育所需要的各种营养物质，蛋白质是一切生命的物质基础，因此尤为重要。准妈妈应在孕中、晚期适量增加奶、鱼、禽、蛋和瘦肉的摄入，以提供充足的优质蛋白质。其中奶制品还可以提供充足的钙，促进胎儿骨骼发育；红肉类含有丰富的铁，可以预防准妈妈发生缺铁性贫血，鱼类富含多不饱和脂肪酸，有利于胎儿大脑发育。

孕中期鱼、畜禽和蛋类合计摄入量可以达到每日 150—200 克，孕晚期可以达到 175—225 克；孕中、晚期每天的饮奶量应增至 300—500 毫升；建议每周食用 1—2 次动物血或肝脏，2—3 次海产鱼类。

专家敲黑板：

因为胎儿的发育需要很多蛋白质等营养素，胎儿骨骼发育的时候需要很多钙，如果这些营养物质不能及时补充，既可造成准妈妈自身蛋白质等营养素缺乏，又可导致蛋白质、钙等营养素供应不足，影响宝宝宫内发育。

53. 孕期科学补钙

 小　豆　丁：我的骨骼和牙齿的发育，需要从母体摄取大量钙，妈妈该怎么补钙呢？

 小 A 同学：多种方式！

 X博士解密：

　　我国营养学会推荐每日钙元素摄入量为：成人和孕早期 800 毫克，孕中期 1000 毫克，孕晚期和哺乳期 1000 毫克。如何科学补钙、维护母亲和胎儿的健康，是社会和家庭都需要关注的重要问题。

　　首先，要食用一些富含钙质的食物，奶制品、大豆和豆制品、深绿色蔬菜、虾皮和黑芝麻是含钙质丰富的食物。准妈妈从孕中期开始，每日应至少食用 300 毫升牛奶或相当量的奶制品，补充 300—600 毫克钙剂，以满足身体对钙的需要。不同的豆制品，钙含量也不相同，老豆腐和豆腐干含钙量丰富，内酯豆腐、豆浆含钙量低，日式豆腐并非黄豆制品，含钙量也较低。

　　那么，如果准妈妈发现孕期单靠饮食不能满足钙需求，应该怎么办？

　　单纯增加饮食量的做法不可取。孕期，尤其是从孕中期开始一直到哺乳期结束，妈妈除了增加饮食营养外，必要时可以补充一些钙剂，应咨询医生选择剂型合适的钙片。口服钙剂应当注意两点：一是补钙、补铁、补锌的产品要分开服用，以免相互干扰影响吸收；二是最好不要与牛奶同时服用。

　　膳食中存在的其他因素会对钙的吸收利用产生影响：草酸、高磷酸、脂肪等是钙的"损友"，会造成钙的流失，不利于钙的吸收。因此，苋菜、菠菜、空心菜等蔬菜在烹调前需在沸水中焯一下，可以除掉很多蔬菜中的草酸。碳酸饮料、咖啡、浓茶等食物也会导致钙吸收下降，孕期应减少食用。饮食中脂肪摄入过多，也会影响钙的吸收。

专家敲黑板：

维生素 D、维生素 K、钾、镁、蛋白质是钙的"益友"，利于人体吸收钙质。获得维生素 D 最有效的方法是晒太阳，应每天坚持 30—40 分钟户外活动，但要避免暴晒。另外，摄入富含维生素 D 的食物，如动物肝脏和蛋黄，或者选择维生素 D 和钙的复合钙制剂也是补充维生素 D 的常见方法。很多深绿色蔬菜，如西蓝花中富含维生素 K，紫菜、全麦食品、绿叶蔬菜中含镁较为丰富，钾含量较高的食物有香蕉、橘子等，可与富含钙质的食物搭配食用。

54. 孕期如何摄入碘

小 豆 丁：有人说，碘吃多了会得结节。妈妈怀了我，是不是需要更加注意，需不需要忌碘呢？

小 A 同学：不要！

X博士解密：

饮食中摄入的碘主要由人体的甲状腺吸收转化为甲状腺激素，从胚胎时期开始，人体就需要甲状腺激素来促进生长发育，特别是大脑和骨骼。在胎儿最初生长发育的几个月，还没长出自己的甲状腺，甲状腺激素完全依靠母体提供。如果准妈妈缺碘，不仅可能导致自己甲状腺功能减退，而且不能给胎儿提供足够的甲状腺激素，导致胎儿脑发育、骨骼发育落后，出生时又矮又瘦，医学上称为"呆小症"。到了孕晚期，虽然胎儿的甲状腺已经发育，可以自己产生甲状腺激素，但是还需要母体提供足够的生产原料——碘。如果准妈妈碘摄入不足，还是会造成胎儿发育异常，所以准妈妈在孕期一定注意保证足够的碘摄入。

　　为了满足胎儿的正常发育需要，孕期碘的推荐摄入量在孕前每日120微克的基础上增加110微克，达到230微克。按照每日食盐量5克计算，食用加碘盐可摄入100微克左右的碘，额外再每周摄入1—2次的富碘海产品，如海带、紫菜、贻贝等，即可满足宝宝和准妈妈的需求。

💡 专家敲黑板：

　　对于出现孕中、晚期低甲状腺素血症的准妈妈，首先要了解是否存在孕前甲状腺结节、甲状腺癌等疾病以及饮食误区的影响。若孕前、孕期不吃碘盐，限制富含碘的食物的摄入，易出现孕期碘缺乏引起的甲状腺功能异常，应及时就诊，合理补充碘。

55. 孕期贫血怎么办

小　豆　丁：妈妈在孕期是不是很容易发生贫血？

小A同学：是！

X博士解密：

　　随着妊娠的进展，激素等的变化导致了准妈妈血容量增加，由于血浆的增加大于红细胞的增加，从而导致血液的稀释，俗称生理性缺铁性贫血。另外，由于胎儿在发育的过程中需要不停地从母体吸收铁以帮助生长发育，并储存一定的铁以备出生后4—6个月的生长需求，所以准妈妈孕期的膳食中，铁需求增加，如果铁摄入不足，就很容易出现缺铁性贫血，不仅导致胎儿的生长发育受阻，也增加出生后发生缺铁性贫血的风险。

为了满足宝宝的生长需要，在准妈妈孕中期和孕晚期的膳食中，铁推荐量在孕前每日 20 毫克的基础上分别增加 4 毫克和 9 毫克，达到每日 24 毫克和 29 毫克。所以建议准妈妈每天摄入 20—50 克瘦肉，且每周摄入 1—2 次动物血和肝脏，每次 20—50 克，这样基本就能满足孕期增加的铁需求了。

膳食中铁的吸收主要在十二指肠和空肠上端。膳食铁分为血红素铁和非血红素铁。血红素铁主要来自动物性食物，有效吸收率为 15%—35%；非血红素铁来自植物性食物，有效吸收率为 2%—20%。食物中蛋白质、维生素 C、维生素 A、维生素 B_2 等营养素可以促进铁的吸收；而膳食中膳食纤维、钙补充剂、油脂、非营养素草酸和植酸等会抑制铁的吸收。

专家敲黑板：

这里说的贫血指的是铁缺乏导致的缺铁性贫血，它不仅与孕期体重增长不足、产后抑郁等有关，更可能影响胎儿的铁储备，导致婴儿期铁缺乏风险增加，影响智力发育、语言能力等。所以孕期增加富铁食物的摄入，保证充足的铁摄入十分重要。

56. "糖筛"做的是什么

小 豆 丁：孕期一定要做"糖筛"吗？

小 A 同学：当然！

X博士解密：

"糖筛"其实就是葡萄糖耐量试验，它是了解机体对血糖的调节能力，并判断其是否患有妊娠糖尿病的诊断性筛查。这项筛查一般安排在孕24—28周的时间段内进行。准妈妈检查前需空腹12小时，检查当日（一般是第二天）先测空腹血糖，测好后5分钟内饮用完300毫升内含75克葡萄糖的溶液，从喝第一口开始计时，分别监测1小时和2小时后的血糖水平，若其中任何一项的指标超过正常值（三个时间正常值分别是5.1毫摩每升、10.0毫摩每升和8.5毫摩每升），则可诊断为妊娠糖尿病。

葡萄糖耐量试验的意义在于能及早发现孕期的血糖异常。由于胎盘分泌的各种对抗胰岛素的激素在孕24—28周时快速升高，再加上准妈妈在这个时期妊娠反应逐步减少，饮食有补偿性摄入过多的风险，所以在这一阶段最易筛查出血糖异常。血糖异常的准妈妈应积极开始饮食干预，并结合运动，把血糖控制在正常范围内，降低因血糖引起的流产、妊娠期高血压、剖宫产及产伤的发生风险。对胎儿来说，准妈妈的血糖正常，也能降低胎儿宫内缺氧、畸形、巨大儿和诸如新生儿低血糖等并发症的发生风险。

💡 专家敲黑板：

医学营养治疗是妊娠糖尿病治疗的首要方法，约80%以上患妊娠糖尿病的准妈妈，可以通过饮食控制使血糖达标。但也要避免为了控制血糖，过度控制饮食，造成孕期体重下降或体重不增长。

57. 了解血糖生成指数

小 豆 丁：酷暑难耐的夏天，真想吃西瓜呀，可是妈妈有妊娠糖尿病，还能吃吗？

小 A 同学：能吃！

X博士解密：

患妊娠糖尿病的准妈妈在膳食上一般建议选择血糖生成指数（Glycemic Index，简称 GI）低的食物。血糖生成指数是指含 50 克碳水化合物的食物与相当量的葡萄糖在一定时间内在体内血糖反应水平的百分比值，反映食物与葡萄糖相比升高血糖的速度和能力。血糖生成指数大于 70 为高 GI 食物，在 55 到 70 之间为中 GI 食物，小于 55 为低 GI 食物。低 GI 的食物可以避免胰岛素分泌太多，让血糖以平缓的方式逐步下降，维持胎儿生长环境的稳定。西瓜的血糖生成指数为 72，虽然从指数来看是高 GI 食物，但是含 50 克碳水化合物的西瓜可达到 860 多克，远超一顿的进食量，所以吃一次西瓜不会摄入很多碳水化合物，就算有妊娠糖尿病的准妈妈，孕期也是可以吃西瓜的，但是要注意控制好量，以每天 200—350 克为宜。

患妊娠糖尿病的准妈妈在食物选择上，应综合考虑食物的血糖生成指数与该食物的摄入量，即血糖负荷（Glycemic Load，简称 GL）。血糖负荷是用食物的血糖生成指数乘以每百克或每食用份中所含可利用碳水化合物的量。一般认为血糖负荷小于 10 的为低 GL 食物，10—20 为中 GL 食物，大于 20 为高 GL 食物。食物的血糖生成指数是相对固定的，但血糖负荷随着食用量的变化而变化。血糖生成指数和血糖负荷的联合应用，更有助于血糖的管理。

💡专家敲黑板：

很多准妈妈孕期选择加餐水果。水果含糖量较高，因此，除了考虑加餐水果的量外，还要考虑加餐时间，通常在两餐间适量加餐。水果的成熟程度和品种也影响血糖生成指数，比如香蕉的血糖生成指数会随着成熟度而增加；另外，食物加工方式也影响食物的血糖生成指数和血糖负荷，比如粗粮细做等精加工，就会提高 GI 值。

第四节

小豆丁需要的健康生活

小豆丁：

爸爸妈妈有了我，生活方式上需要有什么变化吗？怎样的生活方式比较有益于我的生长发育呢？

小 A 同学：

健康生活。

X 博士：

怀孕后，准妈妈身体负担会逐渐加重，应注意生活起居要规律，适当增加休息和睡眠的时间。准妈妈如感觉到一些不适，也不要过于紧张，有不少是孕期会出现的正常现象，必要时咨询医生，正确调整自己的身体状态。准妈妈和家人还要控制不良嗜好，尽量避免环境中的有害因素影响准妈妈和宝宝。

58. 孕期体重管理

小 豆 丁：怀孕期间，妈妈需要控制体重吗？

小 A 同学：需要。

X博士解密：

孕期体重监测和管理要从备孕期开始，最好调整孕前体重至正常范围。怀孕后，为适应妊娠期增大的子宫、乳房、胎盘及胎儿生长发育的需要，准妈妈一般会吃得比孕前多一些。随着孕周的增加，胎儿的长大，准妈妈的体重也会逐渐增长。孕期体重增长是反映准妈妈健康和营养状况的一项综合指标。平均而言，孕期总增重约 12 千克较为适宜，其中孕早期增重不超过 2 千克，孕中、晚期每周增重约 350 克。

孕期体重适宜增长有利于保证母婴的营养并获得良好的妊娠结局。孕前体重较轻的女性孕期增重可稍多，孕前超重甚至肥胖者孕期增重应减少。对于我国单胎妊娠孕妇，推荐孕前体重正常的女性孕期增重 8—14 千克，孕前低体重者增重 11—16 千克，超重者增重 7—11 千克，肥胖者增重 5—9 千克。

我国妊娠期女性体重增长推荐值

妊娠前 BMI	总增重范围（千克）	妊娠早期增重范围（千克）	妊娠中、晚期每周增重值及范围（千克）
低体重（BMI<18.5）	11—16	0—2	0.46 (0.37—0.56)
正常体重（18.5≤BMI≤23.9）	8—14	0—2	0.37 (0.26—0.48)

妊娠前 BMI	总增重范围（千克）	妊娠早期增重范围（千克）	妊娠中、晚期每周增重值及范围（千克）
超重 (24.0 ≤ BMI ≤ 27.9)	7—11	0—2	0.3（0.22—0.37）
肥胖（BMI ≥ 28.0）	5—9	0—2	0.22（0.15—0.3）
双胎（标准体重）	6.8—11.4	0—2	0.68

孕期体重过轻和体重超标都可能会影响胎儿的正常发育。如果准妈妈体重增长超标还可能增加妊娠糖尿病、妊娠期高血压疾病、巨大儿（出生体重＞4千克）等风险。不少准妈妈过了孕早期，早孕反应缓解，食欲好转后开始大量进食，以弥补前期的不足，这也是错误的。胎儿的生长发育有自己的规律，过剩的营养会增加母体的负担，造成肥胖。最佳的体重增加方式是缓慢而稳定地增加。

专家敲黑板：

怀孕后体重的增加，是判断准妈妈们营养是否合理、宝宝发育是否良好的关键。在孕期并非吃得越多越好，也不是越苗条越好，孕期的体重增长需要引起准妈妈的关注，必要时可以咨询产科营养师来计算每日摄入的热量，指导调整孕期的饮食结构。

59. 孕期口腔保健

 小　豆　丁：准妈妈的口腔保健应该怎么做呢？

 小 A 同学：预防为主。

X博士解密：

女性孕前都应做口腔检查。到了孕期，受激素水平的改变、不良饮食习惯及妊娠反应的影响，易引发口腔疾病。准妈妈如患有龋齿、牙周炎等口腔疾病，发生早产可能性明显增加，而且与病变的程度成正比，口腔病变越重，流产、早产的概率也随之越大。

准妈妈们应做好口腔保健，预防口腔疾病的发生：

①注意口腔卫生，做到有效刷牙。

②用牙线比牙签好。

③定期进行口腔检查：每 1—2 个月进行一次口腔检查，做到早发现、早治疗。

④合理均衡营养：孕期合理饮食，摄入足够的矿物质、维生素、微量元素及优质蛋白质。

专家敲黑板

牙科专家建议，如果在怀孕期间患上口腔疾病，也应及时就诊进行治疗，如必须手术治疗，适宜时间为怀孕第 4 至 6 个月。

60. 警惕妊娠高血压

小 豆 丁：什么是妊娠高血压？该怎么应对？

小 A 同学：早发现早治疗。

X博士解密：

妊娠高血压的定义是：血压持续性升高，收缩压≥140毫米汞柱、舒张压≥90毫米汞柱，血压升高出现两次以上，两次测量间隔时间至少4小时。妊娠期高血压是妊娠期特有的疾病，大多发生在孕20周后，以高血压、蛋白尿、水肿为特点，伴有全身多脏器损害；严重的可能出现抽搐、昏迷、脑出血、心力衰竭、胎盘早剥和弥漫性血管内凝血，甚至死亡。

妊娠期高血压的病因还不明确，可能与遗传易感性、免疫适应不良、胎盘缺血和氧化应激反应有关。准妈妈年龄＞35岁、多胎妊娠、原有慢性高血压病史、糖尿病、营养不良等均可成为该病的高危因素。

妊娠期高血压对宝宝也有不良影响。由于胎盘灌流下降、胎盘功能下降，胎儿生长受限、胎儿宫内窘迫。如果胎盘床血管破裂可导致胎盘早剥。妊娠高血压最有效的治疗方法是分娩，药物和其他治疗手段只是缓解病情，为胎儿成熟争取时间。

专家敲黑板：

警惕妊娠高血压，应从孕早期开始定期产前检查。孕早期产检应测血压，了解孕妇的基础血压。以后定期检查，尤其是孕36周以后，更应每周测量血压、体重，同时应行尿液常规检查，以确定有无蛋白尿，及时发现异常，给予治疗及纠正，减少本病的发生和阻止其发展。

在孕中、晚期应注意营养与休息。减少脂肪及过量盐的摄入，增加蛋白质、维生素、钙、铁和其他微量元素的摄入。准妈妈应坚持足够的休息和保持情绪愉快，血压偏高者应尽量左侧卧位睡觉，以增加胎盘的血供。

61. 认识孕期阴道炎

 小 豆 丁：什么是孕期阴道炎？该怎么
应对？

 小 A 同学：积极治疗。

 X博士解密：

孕期常见的阴道炎有真菌性阴道炎、滴虫阴道炎、细菌性阴道病。

真菌性阴道炎也叫念珠菌阴道炎。患者会感到外阴瘙痒，白带变成厚厚的、呈豆腐渣样。孕期常见的治疗方法是用阴道栓剂或外用的软膏。有的医生还会给孕妇用外阴清洗的洗剂。药物会有效地清除真菌，但孕期易重复感染。如果反复地发生真菌性阴道炎，要注意有没有可能同时有妊娠糖尿病。

滴虫阴道炎的致病菌是毛滴虫。得了这种阴道炎时白带变得稀薄，常为黄色，带有一丝鱼腥味，而外阴的瘙痒不是很明显。治疗的方法通常为阴道栓剂或是口服药等。因为滴虫也可存活在男性的尿道里，所以夫妻两人要同时治疗。只有一人治疗，常常会发生交叉感染。

细菌性阴道病的症状是白带增多，外阴的瘙痒不明显。诊断主要靠实验室的检查。治疗方法与滴虫阴道炎相似，也是阴道栓剂或口服药。

专家敲黑板：

孕期阴道炎对准妈妈和宝宝都有一定的影响。准妈妈感觉不舒服，外阴瘙痒、白带很多或有异味，会影响正常的生活。如果治疗不彻底，或反复发作甚至上行感染，同时阴道的抵抗力下降，会阴部分的弹性降低，在分娩的时候容易发生阴道及会阴的裂伤，还会影响到会阴切口的愈合。

如果真菌性阴道炎在分娩时候还没有治疗好，就有机会传染给宝宝，使宝宝得鹅口疮，当然这个比例是很低的。如果是细菌性阴道病，一旦细菌侵犯了胎膜，就会有早产的危险。

所以准妈妈如患阴道炎，一定要积极治疗。对准妈妈来说，最主要的预防是保持外阴的清洁干燥，性生活健康，发现白带性状有变化时，尽早就医。如果确诊为阴道炎，一定要正规治疗，防止复发。

62. 什么是 GBS 筛查

 小　豆　丁：什么是 GBS 筛查？什么时候要做 GBS 筛查？

 小 A 同学：孕 35—37 周。

 X博士解密：

GBS 是 B 族链球菌的简称，能引起多种疾病，孕妇、新生儿、糖尿病患者发病率高。带菌孕妇易引起较严重的母儿合并症；GBS 感染是胎膜早破的重要发病因素；GBS 感染可能引起羊膜腔感染，会引起晚期流产、早产；GBS 感染还会引起新生儿感染。由于妊娠期 GBS 感染会导致母亲和新生儿的感染，因此采取积极有效的预防和治疗措施对降低围产期感染具有重要的意义。目前有些医院对孕 35—37 周的所有孕妇进行 GBS 检查，筛查结果阳性者需进行预防性治疗。

专家敲黑板：

孕 36 周左右医生会给准妈妈进行 GBS 检查，请不要紧张，GBS 的检查方法是从阴道及肛周联合区取白带，送去培养，报告要一周后出。GBS 培养阳性者，一旦临产，医生会给予抗生素治疗，具体药物选择请遵医嘱。

63. 孕期便秘

 小　豆　丁：为什么孕期准妈妈易出现便
　　　　　　　秘？该怎么应对？

 小 A 同学：调整饮食。

 X博士解密：

从孕中期开始，增大的子宫越来越容易对直肠形成压迫，再加上一系列的消化功能的改变，便秘成了很多准妈妈的"难言之隐"。应对便秘，有三大法宝。

（1）摄入充足的水分

多喝水可以很好地改善大便干结的问题，如每天晨起大口大口地喝水，可以使水尽快到达结肠，而不是被肠道吸收到血液。这样，就可使粪便变得松软，容易排出体外。

（2）增加膳食纤维的摄入

很多准妈妈便秘的原因是进食过于精细而导致膳食纤维的摄入不够。因此对于这类人群，建议可以多吃些富含膳食纤维的粗粮及蔬果杂粮，如芹菜、萝卜、瓜类、苹果、香蕉、梨、燕麦、杂豆、糙米等，这对维持肠道的健康大有裨益。

（3）选择润肠通便的食物

富含优质油脂的食物也有很好的润肠通便的效果，如核桃、芝麻等，也可以在日常饮食中适量添加。

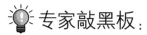

专家敲黑板：

良好的生活习惯，包括适当进行一些有氧运动、每日规律饮食、避免暴饮暴食和过度节食，都对缓解孕期便秘有帮助。准妈妈也可以通过在固定的时间排便来改善便秘的问题。

64. 孕妇坐骨神经痛

小 豆 丁：为什么有的准妈妈会出现坐骨神经痛？该怎么应对？

小 A 同学：保证休息。

X博士解密：

坐骨神经痛是指坐骨神经的通路及其分布区域的神经性疼痛，多见于一侧。疼痛从臀部开始，向下沿大腿外侧、小腿到足背外侧，呈放射性持续钝痛，或阵发性灼痛。

由于孕晚期子宫增大，胎儿的头进入盆腔，对坐骨神经产生了机械性压迫，导致有些准妈妈出现坐骨神经痛，严重时下肢肌肉痉挛，活动受限，甚至走路呈跛行。

得了坐骨神经痛之后，没有特殊的治疗方法，主要是要保证休息。孕妇体操可以缓解坐骨神经痛，其他运动如游泳对缓解坐骨神经痛也有效。宝宝出生后，局部的压迫解除，疼痛也会自然消失。

💡 **专家敲黑板：**

孕晚期坐骨神经痛是正常现象，准妈妈可以用热的毛巾或者热水袋来热敷腰部进行缓解，但注意温度不能太高，避免烫伤皮肤。准妈妈还需要注意保持正确的坐姿，不要久站也不要久坐，一个姿势不要保持太久。坐着的时候可以在腰部垫一个靠枕，这样可以缓解腰部的不适感，对于缓解坐骨神经痛有一定的效果。准妈妈还是要注意多休息，不要给自己太大的压力，有问题需要及时就医检查治疗。

65. 怀孕了能不能运动

小 豆 丁：怀孕之后能运动吗？

小 A 同学：适宜就行。

X博士解密：

怀孕能不能运动，需不需要运动？这是很多准妈妈都很关心的话题。因为总会有亲戚朋友说，孕期不要运动，会动了胎气，要在家中静养，宝宝才能健康。

那这些观念到底正不正确呢？我们来看看国外的关于孕期运动的建议。

美国孕期运动的循证建议

✓ 既往有运动习惯的孕妇在妊娠后无禁忌证可以继续运动，如有早产或 FGR（胎儿生长受限）病史应在孕中、晚期减少运动量。

✓ 对患有妊娠糖尿病的孕妇来说，运动很有益。

加拿大孕期运动的循证建议

✓ 鼓励无禁忌证的孕妇进行适当的运动。

✓ 孕期运动的目标是保持合理的体重而不是要减肥或参加竞技。

✓ 在运动项目的选择上尽可能避免容易失去平衡和伤及胎儿的运动。

✓ 孕妇应被告知运动不会增加不良妊娠结局。

我们认为，孕期可以适当运动，还有不少好处：

①运动可增强心脏和肺的功能，加速新陈代谢，促进血液循环，促进食物的消化和吸收，增强神经和内分泌功能，提高免疫力，提高睡眠质量等。

②运动可调节准妈妈由于妊娠带来的身体笨重感和心理焦虑；消除疲劳，保持体力上和精神上良好的自我感觉；有利于宝宝生长；还能使肌肉坚固并增加耐力，有助于控制怀孕带来的身体不平衡感及减轻背部疼痛、便秘、水肿等。

③运动有利于自然分娩。运动锻炼增强了孕妇的体力和耐力；还有专门针对生殖道的锻炼，不但有助于应对分娩，还有助于分娩后更快恢复到怀孕前的体形。

💡专家敲黑板：

综上所述，在孕期是完全可以运动的，只要选择合适的项目并做到适量，这对准妈妈的心理和生理都有较大的好处。

66. 孕期可以做哪些运动

小 豆 丁：妈妈在怀孕期间可以做哪些运动呢？

小 A 同学：也不少。

X博士解密：

（1）散步

这是孕期有氧运动的最好方法，它不受场地、设施、人员、时间的限制，而且可以持续整个孕期。散步会使孕妇血压、脉搏、呼吸、消化液的分泌等均处于相对平稳、相互协调的状态；有节律而平静的步行，可使腿肌、腹壁肌、心肌加强活动，同时改善胎盘供血量。在散步中，肺的通气量增加，呼吸变得深沉，还可帮助消化、吸收和排泄。这些都有利于孕妇和胎儿健康。

散步时，孕妇要穿宽松舒适的衣服和鞋；应选择风和日丽的好天气和舒适宜人的环境；散步速度可根据身体状况适当调整，以中速为宜，双臂前后摆动，可使心肺功能得到一定的锻炼，行走太慢和身躯左右晃荡都不能达到锻炼的目的。运动量要根据自己体质情况而定，不能感觉太累，更不能大汗淋漓。一般每天 1 小时左右，可分 2 次完成，即每次 30 分钟。时间由少增多，可选择早晨 9—11 点和晚饭前后，在家人的陪伴下散步。

（2）孕妇体操或瑜伽

孕妇体操或瑜伽是专门为孕妇设计的运动，强调呼吸、放松、心境平和及身体知觉。它能增强体力，提高耐力，改善体态，促进血液循环并更有效地调节呼吸，还能降低各种妊娠疼痛，对后背和腿部的疼痛更有效。它还可以释放妊娠引起的压力和焦虑，使身体放松，为分娩做准备。

不管以前是否练习过体操或瑜伽，孕妇都应征询医生的意见，并在有教授孕妇练习方面丰富经验的教练的指导下进行。一次完整的孕妇体操或瑜伽练习包括姿势练习和呼吸练习，随后还有 15 分钟的放松练习。但是作为孕妇，可以按照自己觉得最为适合的时长来练习，练习时如有不适感，应及时停止。

练习孕妇体操或瑜伽时要保证有足够大的空间来伸展和活动身体，明亮整洁安静并且通风良好的房间是理想的练习场所。练习时应选择舒适的、不会约束运动的服装，天冷时可以穿一层保暖的外套。可能的话在一面全身镜前进行练习，以便检查纠正自己的姿势。练习以及练习后放松的过程中，可以播放一些轻柔的背景音乐。

（3）水中运动

孕妇水中运动包括游泳、水中行走、水中有氧运动、水下体操、力量训练和柔软训练等。它不仅会使孕妇形成并保持良好的体态，还会使人精神愉快；因为水的浮力，使人感觉笨重的身体被水托起而变得"轻盈"，令人在水中锻炼所需花费的力气更小，却收益更多。水下运动，对关节造成的压力较小，所以不太可能引起损伤。在水下运动也不会使孕妇觉得太热。假如孕妇没有禁忌证，一般此运动可以一直坚持到足月。

但如果在水中做"陆地上"的运动而不加以改良，效果会差很多。孕妇水中运动还要小心滑跤，不要潜水，也不要到深水区域活动。除水质、水温合格外，人员流量要少，以免孕妇水中运动时，因拥挤碰撞腹部而引起早产、胎盘早剥等不良后果。

（4）阻力运动——哑铃

阻力运动可以保持和提高肌肉的质量，可以使内脏、皮下和腹部脂肪减少。阻力运动在孕期主要推荐小哑铃。建议孕妇坐在稳固的椅子上进行锻炼，选择重量为1千克的哑铃2个，太重的哑铃容易拉伤肌肉，太轻的哑铃达不到训练的效果。阻力运动还要注意，运动开始前做好热身活动，运动结束后一定要做好放松运动；在锻炼时动作一定要标准，不标准的动作很容易造成关节的伤害。

☀专家敲黑板：

孕期要避免的运动类型：
①容易跌倒的运动。
②容易引起腹部损伤的运动，包括震颤运动、接触运动和快速改变方向的运动。
③强度较大的跳跃运动。
④弹跳拉伸运动。
⑤站立时快速扭腰运动。

⑥长时间无运动后的突然剧烈运动。

⑦在高温和潮湿天气进行的运动。

⑧需要一段时间屏住呼吸（憋气）的运动。

⑨运动负荷过大，会使自己感到精疲力竭的运动。

根据医生建议和自身状况，选择适宜的运动非常重要！

67. 孕期各阶段运动指南

小　豆　丁：孕期的不同阶段是不是有不一样的运动要求呢？

小 A 同学：是的。

X博士解密：

（1）孕早期

孕早期胚胎正在发育，还比较不稳，所以孕早期做一些简单的运动就可以。比如散步，这是孕早期最佳的运动方式。也可以做一些日常性的家务活，以达到一定的运动效果。

（2）孕中期

到了孕中期，准妈妈身体各方面以及胎儿的情况都已经相对稳定了，所以，这个时候准妈妈就可以开始进行一些中等强度的运动了，比如游泳、孕妇体操或瑜伽、哑铃等。不过，在孕期开展新的运动之前，建议准妈妈先咨询医务人员。

（3）孕晚期

到了孕晚期，准妈妈因血容量增加，心脏负担加重，同时胎儿的体重日益增加，身体会变得比较笨重，运动的幅度以及强度都会受到限制。因此，这个阶段的准妈妈只要能维持孕中期的运动量，或者根据自身情况适当减少运动量即可。

（4）孕期不能运动的准妈妈

孕期有以下疾病或症状的准妈妈建议少运动或不运动，但不运动不等于需要卧床休息：

①心脏病、高血压。

②有流产风险的双胎。

③宫颈功能不全或做了宫颈环扎术。

④先兆早产或流产。

⑤胎儿发育迟缓。

⑥前置胎盘。

💡专家敲黑板：

孕期如果有不能确定是否能运动的情况，也建议进一步咨询医生。

68. 做一个快乐的准妈妈

小　豆　丁：怎么让妈妈在孕期成为一个快乐的准妈妈呢？

小 A 同学：难，也不难。

X博士解密：

（1）为什么准妈妈们的情绪会不稳定

从生理上说，孕期大量增多的孕酮和雌性激素是导致情绪波动的主要原因。从怀孕到分娩的漫长过程，由于激素水平的变化，加上身体的变化，会给准妈妈带来较大的应激反应，尤其是第一次怀孕的准妈妈，一般都比较紧张。这时就需要准妈妈重视自己的心理变化，正视这种状态。家人特别是丈夫应注意孕妇情绪的调节，化解不良的情绪，消除恐惧与担忧，使准妈妈保持好心情顺利度过孕期。

（2）如何正视自己的小情绪

对孕期的不良情绪要有正确的认知，它不是一种疾病，而是由于特殊的生理时期而引发的一种心理状态，要面对不良情绪的存在，并相信它是可以被缓解，甚至是可以消除的。准妈妈孕育一个小生命，会感到激动，这是人之常情，马上要成为妈妈的兴奋与喜悦是藏不住的。另外，在受精卵着床到子宫后，体内会产生多种荷尔蒙，促进宝宝的成长，其中的雌激素可以让准妈妈产生一种非常良好的感觉。这种喜悦感，准妈妈应好好享受，宝宝也会感受到妈妈的好心情。

同样，受激素的影响，准妈妈在怀孕的某段时间里，会开始变得容易恐惧、悲伤、担忧等，经常被这些负面情绪所困扰。另一方面，许多准妈妈由于担心分娩会很痛，或者体型发胖、宝宝可能会有问题等，常常会胡思乱想而自我困扰，也会出现担心、害怕等情绪。其实准妈妈不用过于紧张，孕期只要做好基本的保养，健康饮食，该吃就吃，该睡就睡，该检查的就做好检查，通常就不会有什么大问题，分娩的痛也可通过许多方法来减轻。如果觉得心情已非常忧郁，一定要告诉医生，早预防、早处理。

（3）关注生活中的这些事

家人应多关心、多陪伴准妈妈，营造一个温馨、舒适的孕育环境，保持家庭气氛和睦。比如准爸爸应尽量陪伴准妈妈做产检，和准妈妈一起学习孕育知识、烹饪孕期健康膳食，做好陪伴分娩的计划，平时多承担家务等。

准妈妈可以通过媒体、书籍、网络等渠道获得育儿方面的知识，减轻顾虑。一定要按时做产检，这样能够了解宝宝生长发育的情况，对准妈妈的心理也会产生积极的作用。

找到自己的兴趣爱好，在情绪低落的时候，想办法调整。比如听一听舒缓的音乐，去公园逛一逛，去超市、菜场买新鲜的水果和蔬菜，去郊区踏青，做适当的运动，学习书法或绘画等，这些既能让自己平静或高兴，又能通过适当活动，控制孕期体重增长。

专家敲黑板：

孕期准妈妈的情绪管理很重要，对自己、家人及胎儿发育都会产生一定的影响。所以，我们建议整个家庭都要对此予以关注。

69. 你的家是无烟之家吗

小　豆　丁：怀孕期间孕妇需要一直在无烟环境吗？

小 A 同学：尽量。

X博士解密：

（1）二手烟危害大

人人都知道吸烟有害健康，吸烟的人很容易患上各种疾病。不仅如此，吸二手烟也会对身体造成非常严重的伤害。尤其是处于特殊时期的准妈妈，在被动的情况下吸入了二手烟，其实危害更大。

①对孕妇的危害。

首先，经常吸二手烟的准妈妈，会造成身体的免疫力下降，容易出现感冒、头痛等反应。有试验在羊水中检测出尼古丁等有害物质，说明烟雾对胎儿生长的子宫内环境会造成污染。

其次，准妈妈在妊娠期间原本就容易出现一些并发疾病，长期吸入二手烟，很可能会增加患病风险。更严重的是，二手烟中含有大量的有害物质，其中可致癌的有害物质就高达60多种，这些物质会引发机体内关键基因突变，从而影响到正常生长控制机制，最终导致细胞癌变和恶性肿瘤的发生，增加致癌风险。

②对胎儿的危害。

尼古丁是香烟中的主要成分，尼古丁会引起胎盘血管收缩，使胎儿在子宫内的血液供给减少，导致胎儿缺氧。香烟中所含的一氧化碳也可导致胎儿缺氧，缺氧的环境会使胎儿发育不良，甚至出现畸形、死胎。如果长时间处于二手烟的环境中，就会大大增加胎儿早产和流产的风险，诱发猝死综合征和出生低重儿的可能。还有研究发现，新生儿神经管畸形还有唇腭裂的发生，也跟准妈妈有吸烟习惯或者长期处于二手烟环境中有关。

（2）创建无烟环境有妙招

生活中确实有不少准妈妈在怀孕前就有吸烟的习惯，如果在孕前没有及时戒除而发现自己怀孕了，那在孕期一定要努力戒烟。刚开始烟瘾来袭时很难受，准妈妈可以利用替代物来克制住吸烟的欲望，如可以嚼一块口香糖或者吃点平时喜爱的零食来转移注意力。准妈妈要在脑海里反复提醒自己"为了孩子要克制""吸烟危害宝宝健康"，通过这种自我提醒和有意识的控制来主动抑制吸烟的冲动。

（3）减轻二手烟的危害

准妈妈的好心情十分重要，一旦吸入二手烟后也不要过分紧张，如果长期处于紧张焦虑中对胎儿的发育会更不利。我们可以通过饮食的补充来减轻二手烟的危害。

①多吃富含胡萝卜素及维生素C的蔬菜水果，如红薯、胡萝卜、哈密瓜、柠檬、木瓜、西红柿等，会使肺功能的退化变慢，也可以帮助护肤、抗氧化、防癌。

②多吃一些清咽润肺的食物，比如柚子、梨、蜂蜜等，不仅能给准妈妈提供更多的钾离子和纤维素，可以预防孕期便秘的发生，还能够促进人体内毒素的排出，有效地修复呼吸道黏膜。

③多吃一些"白色食物"，比如银耳、白果、白芝麻等。

④多吃养护血管类的食物，比如三文鱼、银鳕鱼等深海鱼，它们体内含有大量的不饱和脂肪酸，能够降低心血管疾病的患病概率，准妈妈食用能够减少妊娠类并发症。

专家敲黑板：

家庭里如有男士吸烟，应该共同克服或避免室内吸烟，让准妈妈平稳度过这个特殊阶段。如果准妈妈在办公环境里会接触到二手烟，应友好地劝说同事，请他换个地方吸烟。室内应经常开窗通风，摆放一些如绿萝、龟背竹、虎皮兰、仙人掌、常青藤等有空气净化作用的绿色植物。平时可以通过喝水增加排尿量，通过适度运动多排汗，这样可以加速准妈妈体内尼古丁等有害物质的排出。

70. 如何给胎宝宝优质的胎教

小 豆 丁：我还是胎宝宝，爸爸妈妈经常跟我说话、讲故事、听音乐，这是胎教吗？

小 A 同学：当然啦！

X博士解密：

大脑发育的研究表明，大部分脑细胞是在出生前，即胎儿期形成的。胎龄 12—24 周是大脑锥体细胞剧增期，24—36 周则是神经元树突分支增加、细胞间建立突触联系形成网络的高峰期，这时胎儿的各种细胞已经可以进行自身代谢，对于母体内外环境的变化可产生不同的反应。这时给予胎儿适当的刺激，如声音、光照、触摸等，是促进胎儿大脑发育比较好的一种方法。胎教就是根据这一规律，科学地改善胎儿生活的内外环境，以促进胎儿大脑细胞的良性发育。

胎教有广义和狭义之分。狭义胎教是利用现代科学知识和技术，根据胎儿各时期发育特点，有针对性地、积极主动地给予胎儿定期、定时、定量的声音、触摸、光线等良性刺激，通过这些刺激将信息传递给胎儿，刺激胎儿的感觉神经和大脑皮质的视觉、听觉、触觉中枢，促进胎儿身心健康地发育，为出生后的早期教育打下良好基础。广义胎教除以上的内容外，还包括各种保健优生措施、孕期运动营养、创造优美的环境、保持愉快的心情、追求高尚的精神生活，以及准爸爸给予的爱等。

孕中期是进行胎教的最佳时期，一般可采用情绪胎教、音乐胎教、语言胎教和抚摸胎教等。

（1）情绪胎教

孕期要有一个好心情。轻松愉快的心情，是准妈妈和宝宝健康的保证，也是一种胎教。准妈妈如果情绪焦躁不安、精神紧张，不仅对母亲的健康不利，而且直接影响着宝宝的生长发育。

准妈妈自己可经常自我鼓励，如"我是最棒的妈妈""我的宝宝一定聪明又健康""我的家人都在关心我照顾我""我是幸福的妈妈"；多听音乐来舒缓情绪，如自己喜欢的古典音乐、大自然的声音或流行的音乐等；多和丈夫及家人沟通倾诉来发泄心中的不良情绪。也可以把居室布置得美观大方一些，保持室内阳光充足、空气新鲜；可以欣赏优美的画册、看轻松愉快的文学作品；还可以给即将出世的宝宝制作衣物。总之，要创造一个宽松、温馨、舒适的家庭气氛，保持一份好心情。这样不仅可促进准妈妈的身心健康，也有利于腹中宝宝的健康发育。

准妈妈保持良好的心情是最好的胎教。优孕优生不仅是准妈妈的事，与准爸爸的关系也很密切。准爸爸要多多关心体贴妻子，做到理解、体贴、包容、开导妻子，随时递上一些温馨话语，如"你辛苦了，亲爱的，我爱你""我们的宝宝一定像你，很可爱"等，帮助妻子保持良好的心理状态。

（2）音乐胎教

音乐胎教与语言胎教对宝宝来说感官的刺激相类似，主要刺激胎儿的听觉中枢。温柔、动听、悦耳的音乐，能使母子得到美的享受；音乐是准妈妈与宝宝建立感情联系的纽带，能强化胎儿与准爸爸、准妈妈之间的亲密感觉。

研究表明，孕期适宜听中低频率的音乐，以 E 调和 C 调为主，很多古典音乐如巴赫、莫扎特、舒伯特、贝多芬等的作品就很适宜。在这些乐曲中蕴藏着一种犹如河水潺潺流动的声音，与宝宝大脑中的阿尔法波和心跳波动图形很相似，容易被宝宝接受、喜欢。故选择优雅抒情、明快柔和的音乐，避免选择节奏强烈的刺激性音乐，或带有悲伤、忧愁情绪的音乐。

欣赏音乐时，准妈妈用心领略音乐产生联想，想象大自然充满生机的美，想象美好的明天，想象一切美好的事物。如一曲优美的《摇篮曲》，仿佛摇篮轻摆，充满对宝宝未来的热诚和亲切的祝福，陶冶自身情趣。这种联想是欣赏音乐的最佳状态，通过神经系统将这些信息传递给胎儿，让准妈妈和宝宝一起感受到音乐的魅力和美感。

音乐胎教可以在早晨或晚上的 6—10 点进行，每天 1—2 次，每次 15 分钟左右。音乐胎教时，准妈妈全身放松，采取半卧位姿势或坐位，静静地欣赏，不要思考其他问题。为防止受辐射影响，准妈妈距离音箱应大于 2 米远，音量一般不超过 60 分贝。音乐胎教可以采用听音乐、父母自唱、自弹等方式。

特别需要提醒的是，胎教传声仪，即一种放在准妈妈腹壁上让宝宝直接听音乐的设施不再提倡，此仪器若使用不当，有导致新生儿先天性耳聋的风险。

（3）语言胎教

给腹中的宝宝进行语言胎教，就是对宝宝讲话，讲话内容要简单，可以重复地讲，使宝宝不断接受语言波的信息，促进宝宝的大脑发育。宝宝5个月左右的时候，就有明显的听觉和感受能力，不仅能对父母的言行作出一定的反应，还能在大脑中形成记忆。

①何时开始语言胎教？

孕 20 周，宝宝的听觉功能已经建立。准父母和宝宝的对话可从孕 4—5 个月开始，每天定时刺激胎儿，每次时间不宜过长，1—3 分钟即可。与胎儿对话时，不要讲太复杂的句子，最好每次都以相同的词句开头和结尾，以加深记忆，这样循环发展，不断强化，效果会很好。

②如何进行语言胎教？

• 给宝宝起一个乳名。进行语言胎教，首先可从给宝宝起名开始，准父母给宝宝起一个中性上口的乳名，经常呼唤，宝宝会记忆深刻。宝宝出生后，当呼唤其乳名时，他听到曾经熟悉的名字，可有一种特殊的安全感，烦躁、哭闹会明显减少，有时会露出高兴的表情。

• 和宝宝讲述日常生活。每天的活动内容，做了什么、有哪些开心的事和不开心的事、心里是怎么想的，都可以对宝宝说说。例如早晨起来，先对宝宝说"早上好"，之后可以说"今天是一个好天气""早饭吃了包子""今天要去公园""爸爸在开车"……这些内容哪怕重复也没有关系，总之只要是有心的准父母，可以和宝宝交流的东西非常多。

• 与数胎动相结合。怀孕 20 周以后，妈妈一般都会感觉到明显的胎动，宝宝有胎动的时候，是妈妈进行语言胎教的最佳时间，如"宝宝醒来了，宝宝要活动了，这是宝宝小拳头，这是宝宝小脚丫"。这样的对话欢迎准爸爸参加，宝宝会特别喜欢父亲的声音，因为男性的声音低沉、浑厚。

• 阅读文学作品。准妈妈可以读一些童话、寓言、绘本故事，也可以读一些古代散文、诗词。准妈妈阅读时，要倾注情感，喜、怒、哀、乐都将通过富有感情的声音传递给宝宝。给宝宝讲故事是一项不可缺少的胎教内容，但讲故事既要避免过于夸张地喊叫，又要防止平淡乏味地照本宣科。研究婴幼儿脑部发育的专家认为，文学和音乐一样，容易对人的情绪产生影响，让宝宝与妈妈一起感受文学的趣味，培养艺术的情感，增进大脑的发育。

• 鼓励准爸爸多多参与，发挥准爸爸的作用。准爸爸每天可在一定时间轻轻地呼唤宝宝的名字，对着准妈妈的腹部，用亲切和蔼的声音对胎儿讲话，并轻轻地抚摸。语言应简单，可以多多重复。准爸爸的声音以中低频为主，很容易透入宫内。准爸爸多对宝宝讲话，这样不仅能增加夫妻间的情感，还能将父母的爱传到宝宝那里，这对宝宝未来的情感发展有很大的好处。

（4）抚摸胎教

宝宝生长过程中，不仅需要父母的语言、优美的乐曲，而且还需要父母的肢体安抚，即抚摸胎教。

抚摸胎教是指准父母用手在准妈妈的腹壁上轻轻地抚摸，通过抚摸，刺激宝宝的皮肤触觉，促进宝宝感觉神经及大脑细胞的发育。抚摸胎教还能激发起宝宝活动的积极性，从而促进运动神经的发育。经常受到抚摸的宝宝，对外界环境的反应也比较机敏，出生后翻身、抓握、爬行、坐立、行走等能力都明显优异。

父母抚摸的动作，还可使宝宝有一种安全感，使宝宝感到舒服和愉快。抚摸胎教同样宜在胎动比较频繁时进行。胎教时，准妈妈排空小便，平卧在床上或坐在椅子上，全身放松，保持稳定、愉快、平和的心态。每天可做1—2次抚摸胎教，晚上临睡前进行尤佳，每次5—10分钟。一边抚摸，一边还可同时进行语言或音乐胎教。

需要引起注意的是，抚摸胎教时，动作宜轻，不宜重；宜慢，不宜快；宜面广，不宜某一点，如果宝宝以蹬腿或翻动来表示"抗议"的话，应该立即停止抚摸。如果宝宝只是轻轻地蠕动，则可以继续进行。

💡专家敲黑板：

准妈妈的心理状态会影响宝宝的健康，欢悦的心情、乐观的情绪、文化的熏陶，有利于宝宝的生长、发育。因此，为宝宝营造一个良好的环境很重要。

71. 孕期自我监护

小　豆　丁：爸爸妈妈在家怎么知道我是不是健康呢？

小 A 同学：自我监护。

X博士解密：

　　孕期仅靠医生检查是不够的，孕期自我监护，既可消除思想上的紧张和顾虑，又可协助医生及时发现异常，有利于母婴的安全和健康。常用的监护内容有测量子宫高度、测量腹围大小、测血压、测体重、听胎心、数胎动等项目。

专家敲黑板：

常用的孕期监测方法

监测项目	监测方法	参考值	监测目的
测量子宫高度	每周 1 次，从孕 20 周开始，解尿后取仰卧位，两腿放平，腹壁放松，用软尺沿腹中线测量耻骨联合上缘中点到子宫底之间的距离	怀孕 10—12 周时，宫底在耻骨上方；到孕 16 周时，宫底居于耻骨和肚脐中间；孕 20—22 周时达到脐部；孕 28 周时，宫底位于肚脐上 2—3 横指；孕 32—34 周，宫底达到剑突下 2—3 横指	子宫高度可间接反映胎儿生长情况和羊水情况，如果连续数周不增加，说明胎儿有生长迟缓的可能，如宫底升高太快，提示胎儿生长太快或羊水过多

监测项目	监测方法	参考值	监测目的
测量腹围大小	从孕 20 周后开始，每周 1 次。用软尺围绕脐部水平一圈进行测量，松紧适度	正常情况下，怀孕 16—40 周平均腹围增长共 21 厘米。怀孕 20—24 周时，腹围增长最快，平均每周增长 1.6 厘米；孕 24—34 周平均每周增长 0.84 厘米；怀孕 34 周后，腹围增长明显减慢	若腹围增长过快，则应考虑羊水过多、双胎等的可能性；如增长速度明显过慢，应考虑胎儿生长迟缓的可能性。当然，腹围的大小，要受孕妇怀孕前腹围的大小、体形和胎位的影响，应综合分析
监测血压	血压偏高者，每周监测 1 次，可在家使用家用血压计或在社区卫生中心测量	孕期理想血压为：收缩压 90—120 毫米汞柱；舒张压 60—80 毫米汞柱	预防和及时发现妊娠期高血压
监测体重	每周测量，固定在早晨排了小便后，空腹测量	一般孕早期增长不超过 2 千克；孕中、晚期每周增长约 350 克	孕期体重增加是反映孕妇营养状况和胎儿生长发育情况的指标。当然，很少有孕妇的体重完全按照这样的标准增加，有一些波动也很正常，应尽量避免体重起伏过大

监测项目	监测方法	参考值	监测目的
监测胎心	可使用家用胎心仪听胎心，一般胎心在靠近肚脐的左右两侧容易听到，每天听1—2次，每次听2—3分钟	一般正常胎儿的心率在每分钟120—160次，有规律的、强弱一致。伴随胎动所发生的胎心率加速，是胎儿健康的表现。有的宝宝可能在监测的时候睡着了，看不到胎动就无法正常判断，应尽量选择宝宝爱动的时间做监护，或吃点东西再做监护	了解胎儿宫内安危情况
数胎动	应该每天早、中、晚各数1小时胎动。数胎动时，我们可以坐在椅子上，也可以侧卧在床上。把双手轻放在腹壁两侧，静下心来专心体会胎儿的活动。胎儿动一下算一次，连续动也算作一次。为了便于记忆，数胎动的时候可以用计数器、纽扣、牙签或者其他小物品来帮助计数	如每小时胎动 ≥ 3次为正常，如每小时 < 3次或比平常减少50%，提示胎儿缺氧可能，应立即到医院检查	了解胎儿宫内安危情况

第五节

小豆丁的二级护盾

小豆丁：

我的二级护盾是什么呢？

小 A 同学：

筛查诊断。

X 博士：

通过孕期的筛查和产前的诊断识别胎儿的严重先天缺陷，早期发现、早期诊断，就能减少缺陷患儿的出生，是小豆丁的二级护盾。

72. 缺陷发生的高危期

小　豆　丁：你知道导致胎儿缺陷发生的高危期吗？

小 A 同学：知道。

X博士解密：

怀孕早期 3 个月是胎儿致畸最危险的时期，这段时期是胚胎发育最关键的阶段——受孕后 2—11 周大脑开始发育；受孕后 3—7 周是眼睛和心脏发育的关键期；四肢在 4—8 周开始发育；口唇在 5—6 周开始发育；6—10 周牙齿开始发育，耳朵在 7—12 周开始发育；而腹腔里的器官在 9—10 周开始发育。

在这个时期，胚胎对毒物的分解代谢和排泄功能不完善，若受到外界药物、化学物质、辐射或者某些病毒感染等刺激则可能影响细胞分化，进而容易产生各种畸形，包括唇腭裂、脊柱裂、无脑儿等。孕 12 周以后，胎儿各器官系统已经分化形成，在这个时间段一般胎儿对于致畸性物质不会特别敏感，但仍须注意避免接触不良环境。

专家敲黑板：

孕早期 3 个月是导致胎儿缺陷发生的高危期。在这一段时间里，准妈妈一定要做好防护措施，避免接触致畸物质，远离药物、烟酒、辐射和噪音等的影响。

73. 孕期拍过 X 线片、打过疫苗怎么办

小　豆　丁：妈妈怀孕拍过 X 线片、打过疫苗，
　　　　　　对我的影响大吗？

小 A 同学：不大。

X博士解密：

（1）X 线对胎儿的风险

怀孕期间接触 X 射线的潜在不良结局风险主要是胚胎死亡以及胎儿生长受限、小头畸形、肿瘤以及远期智力障碍等。既往资料提示，导致不良结局的风险大小和程度取决于胎儿的暴露孕周和暴露剂量。动物实验及回顾性临床资料显示，造成胎儿不良结局的最低辐射暴露剂量通常为 50—200 毫戈瑞（戈瑞为物理量电离辐射能量吸收剂量的标准单位，1 戈瑞 =1000 毫戈瑞），大剂量的暴露（高于 1 戈瑞）才容易导致胚胎死亡，临床上造成出生后严重智力障碍的最低暴露剂量是 610 毫戈瑞。

据测试，临床上常用的诊断性辐射性影像学检查方法的剂量通常低于 50 毫戈瑞，其中常用的胸部 X 线和胸部 CT 的胎儿辐射暴露剂量分别为 0.0005—0.01 毫戈瑞和 0.01—0.66 毫戈瑞。部分孕妇意外接受了辐射性影像学检查，由于其胎儿辐射暴露剂量远远低于 50—100 毫戈瑞，不推荐作为终止妊娠的医疗指征。但孕期，尤其是孕早期，因病情需要特殊类型检查或多次检查导致累积暴露剂量超过 50 毫戈瑞时，可根据孕周及胎儿辐射暴露剂量大小综合分析其风险；同时，是否继续妊娠还需要尊重孕妇及其家属的意愿，并参考相关法律法规。

（2）疫苗对胎儿的风险

疫苗的种类有类毒素（破伤风等）、灭活菌（肺炎球菌、脑膜炎球菌等）和灭活病毒（流感、乙型肝炎、狂犬病等）、减毒活病毒（麻疹、腮腺炎、脊髓灰质炎、风疹、天花、黄热病等）。在妊娠期间用类毒素、灭活菌或灭活病毒进行免疫不会对胎儿造成不良后果。

妊娠期间不推荐使用活病毒疫苗，较为理想的是在准备受孕前 3 个月接种该疫苗。然而，如果准妈妈在妊娠期间不经意接种了麻疹、腮腺炎、风疹或天花疫苗，也不一定需要终止妊娠。疫苗对胎儿的风险还是很小的。

 专家敲黑板：

尽管怀孕期间拍过 X 线片、打过疫苗，大多数孩子还是能要的，要具体情况具体评估。

74. 认识胎儿染色体异常

 小 豆 丁：什么是胎儿染色体异常？

小 A 同学：有点难说……

 X博士解密：

（1）什么是胎儿染色体异常

胎儿染色体异常是指胎儿细胞内遗传物质的载体——染色体出现变化，容易引起胎儿畸形、胚胎停育或生化妊娠等。正常人的体细胞有 23 对染色体，包含 22 对常染色体和 1 对性染色体，共计 46 条。染色体的数目或结构发生变化都会造成胎儿染色体异常。

（2）父母亲的染色体正常，胎儿染色体就一定正常吗

除遗传因素外，生殖细胞（精子、卵子）在生成、分裂、形成受精卵前后阶段都容易受到多种环境因素影响，造成染色体异常。这些高危因素包括父母高龄、药物、接触超过安全剂量的致畸致突变的化学物质等。因此，父母亲的染色体正常，并不意味着胎儿染色体就一定正常。

（3）常见的胎儿染色体异常有哪些呢

胎儿染色体异常一般分为数目异常和结构异常。胎儿染色体数目异常以 13 号、18 号、21 号，以及 X、Y 染色体增加或减少最为常见，占全部染色体病的 80%—90%。其中，以 21 - 三体综合征（即唐氏综合征）为大众所熟知，也是绝大多数准父母最担心的染色体疾病之一。染色体结构异常多指染色体片段的缺失、重复、易位和倒位。结构异常涉及的情况通常较为复杂，对胎儿的影响需根据异常片段的大小、数目和位置综合判断。

💡专家敲黑板：

在日常生活中，要远离可能造成染色体异常的种种不利因素，注意饮食和微量元素的补充，同时谨遵医嘱，做好孕期各项检查和产前筛查等。一旦发现胎儿染色体异常，应尽快就诊，进行遗传咨询。

75. 认识胎儿先天性心脏病

 小 豆 丁：胎儿先天性心脏病无法治疗吗？

 小 A 同学：可以治。

 X博士解密：

（1）先天性心脏病发生率高吗

先天性心脏病是最常见的先天性发育异常，发生率为中国新生儿出生缺陷的首位。目前，我国每年有近 20 万先心病患儿出生。随着外科手术和介入治疗技术突飞猛进的发展，我国先心病治疗效果已接近世界先进水平。

（2）胎儿先天性心脏病可以宫内治疗吗

部分胎儿心脏发育异常在妊娠中、晚期可逐渐发展为心肌不可逆损害，危及胎儿生命或影响预后。部分梗阻性心脏疾病，如肺动脉闭锁伴右心发育不良综合征、严重主动脉瓣狭窄伴左心发育不良综合征等，可在评估后进行宫内胎儿心脏介入治疗，以解除梗阻性病变，促进心室继续发育，改善新生儿预后。

💡专家敲黑板：

先天性心脏病很多都是可以治疗的，而且随着医学水平的高速发展，有一些先天性心脏病在宫内就能得到救治及改善。

76. 认识胎儿唇腭裂

 小　豆　丁：胎儿唇腭裂会遗传吗？

 小 A 同学：不一定。

 X博士解密：

（1）什么会引发胎儿唇腭裂

胎儿唇腭裂的病因迄今尚未明确，普遍认为是由于遗传与环境因素共同作用所致，流行病学分析多认为环境因素为主要因素，如吸烟可导致唇腭裂发病风险增加。有研究发现，妊娠时夫妻高龄亦可增加后代罹患唇腭裂的风险，而单纯性腭裂发病风险可能只与妊娠时男方高龄有关。

（2）检查发现胎儿唇腭裂怎么办呢

1%—2% 的唇腭裂患者存在染色体异常，约9% 唇腭裂患者存在基因变异，涉及 400 多种基因，可行介入性产前诊断，排除胎儿染色体及基因异常。建议行超声畸形筛查及胎儿心脏超声检查以排除胎儿其他结构异常，同时可以结合胎儿磁共振检查结果进行综合判断。

唇腭裂新生儿需要特殊的哺喂工具，出生后至专科医院评估手术方案及时机。手术治疗唇裂或前腭裂的时间一般为患儿出生后 2—3 个月，手术治疗软腭裂的时间一般为患儿出生后 4—12 个月。

专家敲黑板：

胎儿唇腭裂的发生是受到多因素影响的，不一定是遗传。

77. 认识胎儿脑积水

小 豆 丁：什么是脑积水啊，脑袋里都是水吗？

小 A 同学：是！

 X博士解密：

正常情况下，我们的脑袋里存在少量液体，叫脑脊液，它起到缓冲和保护的作用。如果脑室里的脑脊液太多了，液体蓄积在脑室系统内，就引起了脑积水。脑积水可以导致脑室扩张和压力增大，进而压迫到正常的脑组织。脑组织短期轻度受压，一般不会引起严重后果，但如果脑组织长期重度受压，就会造成不可逆转的损伤，引起脑瘫、发育迟缓、智力或语言发育异常等。脑积水多见于颅脑外伤后或者颅内结构畸形，使得脑脊液吸收障碍、循环受阻。所以在胎儿期，如果发现了脑积水，需要先排除颅脑系统结构异常。还有一些脑积水可能是由于染色体异常引起的，所以胎儿脑积水的时候，医生也会建议行羊膜腔穿刺术排除胎儿染色体异常。

💡 专家敲黑板：

脑积水就是过多的脑脊液蓄积在脑室系统，压迫脑组织，进而引起一系列不良预后的一种疾病。

78. 认识胎儿马蹄内翻足

 小 豆 丁：什么是马蹄内翻足啊？难道是脚长成了马蹄的样子？

 小 A 同学：差不多。

 X博士解密：

先天性马蹄内翻足是一种骨骼和肌肉疾病。这种畸形多数是在胚胎发育早期，受内、外因素的影响，骨骼发育异常或肌肉发育不平衡所致，也可能与胎儿在母体子宫内位置不正有关。有些内翻足是比较容易治愈的柔软型，胎儿出生后，小儿外科可以发现新生儿的脚虽然呈内翻状，但比较柔软。这种内翻一般通过一定手法矫正及固定可以恢复正常。但是也有一些内翻足为僵硬型，由于骨骼、跟腱和肌肉发育异常，内翻比较固定，很难通过手法恢复。这种就需要手术矫正，石膏固定。还有少数的内翻足可能是由于染色体异常导致的，染色体异常不但可以导致胎儿足部发育异常，还可能引起发育迟缓和智力低下，所以当胎儿期发现足内翻的时候，医生会建议进行羊膜腔穿刺术以排除胎儿染色体异常的可能。

💡 专家敲黑板：

马蹄内翻足并不可怕，胎儿出生后父母仔细观察即可发现。无论是哪种类型的内翻足，最重要的都是早发现、早治疗，不但可恢复足的正常形态，而且能恢复足踝功能，减少后遗症，让宝宝日后能正常负重和健康行走。

79. 认识胎儿多囊肾

小 豆 丁：什么是多囊肾？肾脏里都是囊泡泡吗？

小 A 同学：不完全是。

X博士解密：

多囊肾是一种泌尿系统发育异常。从遗传角度来说，多囊肾可以分为两种：常染色体显性多囊肾和常染色体隐性多囊肾。

常染色体显性遗传性多囊肾，又叫成人型多囊肾，可见于单侧或双侧，肾脏出现许多大小不等的液性囊泡，且此囊泡随着年龄增长而渐进增多增大，侵占及破坏肾脏正常结构，可导致慢性肾功能不全。这种多囊肾很多是到青年、中年才发现，自然病程较长，在肾脏功能正常的时间，患者可无症状。

常染色体隐性遗传性多囊肾，又叫婴儿型多囊肾，多数在新生儿期即发病，表现为双侧肾脏增大，宫内的时候即有羊水过少的现象。

专家敲黑板：

常染色体显性多囊肾，尤其是单侧的，多数预后良好。但是常染色体隐性多囊肾多数预后不良。建议夫妻双方最好检测一下基因，为下一次妊娠进行全面的风险评估。

80. 了解唐氏筛查

 小 豆 丁：这次跟着妈妈去产检时，医生说下次来做"唐氏筛查"，这是什么检查？

 小 A 同学：一种筛查。

 X博士解密：

（1）何为孕中期唐氏筛查

唐氏筛查是通过化验孕妇的血液，检测母体血清中甲型胎儿蛋白、绒毛促性腺激素和游离雌三醇的浓度，并结合孕妇的年龄、体重、孕周等方面来判断胎儿患 21- 三体综合征、18- 三体综合征、神经管缺陷的危险系数。是产前筛查胎儿常见染色体病的一种简单易行的方式。

（2）哪些孕妇应该进行孕中期唐氏筛查

并不是所有的孕妇都适合进行孕中期唐氏筛查，一般来说，孕中期唐氏筛查适合低龄低危的孕妇——没有不良孕产史、没有胎儿结构畸形，也不是高龄的孕妇，可以选择进行孕中期唐氏筛查。简言之，有高龄或者高危情况的孕妇，就不适合进行孕中期唐氏筛查了。

（3）孕中期唐氏筛查高危代表胎儿是唐氏综合征吗

孕中期唐氏筛查高风险并不一定代表胎儿就是"唐氏宝宝"。孕中期唐氏筛查只是一个筛查，并非诊断，所以这个检测本身是存在假阳性和漏诊率的。一般来说，孕中期唐氏筛查的假阳性是 5%。那就是说，有部分的孕中期唐氏筛查显示为高风险的人群，其实胎儿并非真的是"唐氏宝宝"。

对于孕中期唐氏筛查高风险的孕妇来说，后续的诊断非常重要，记得要尽快到产前诊断中心检查，医生可以通过羊膜腔穿刺术等手段明确胎儿是否患有染色体病。

（4）如何解读唐氏筛查报告

影响唐氏筛查的因素很多，比如孕妇的年龄、种族，孕妇是否吸烟、是否有糖尿病，以及孕妇血清中的甲型胎儿蛋白、绒毛膜促性腺激素和游离雌三醇的浓度等。结合这些因素综合考虑和计算，最后会得到一个比值。多数医院常用的是切断值 1：370，如果孕妇筛查所得的比值中，分母小于 370，说明属于孕中期唐氏筛查高风险人群，需要进行下一步的检测去明确诊断；如果分母大于 370，说明属于低风险人群，目前没有需要进行产前诊断的指征。但是，由于唐氏筛查的准确率为 70%—80%，所以还是可能存在一定程度的漏诊。

专家敲黑板

总结来说，唐氏高风险需尽快到产前诊断中心就诊，明确诊断；唐氏筛查低风险，又没有合并胎儿结构异常的，可以继续定期产检，但是也要了解，唐氏筛查低风险，并不能代表胎儿一定没有染色体异常。

81. 了解无创产前基因检测

小 豆 丁：我的妈妈可以进行无创产前基因检测吗？

小 A 同学：看情况。

X博士解密：

（1）什么是无创产前基因检测

无创产前基因检测（简称 NIPT），是通过高通量测序的手段对母亲血浆中胎儿的游离 DNA 进行测序，测序结果使用生物信息学方法分析，从而计算胎儿患 21- 三体综合征、18- 三体综合征和 13- 三体综合征的风险。

（2）哪些孕妇适合进行无创产前基因检测

①有以下指征的孕妇建议进行无创产前基因检测：

- 血清学筛查临界风险。
- 有介入性产前诊断禁忌证。
- 孕 20^{+6} 周以上，错过血清学筛查最佳时间，但要求评估 21- 三体综合征、18- 三体综合征、13- 三体综合征风险者。

②有这些情形的孕妇为慎用人群，进行检测时检测准确性有一定程度下降，或按有关规定应建议其进行产前诊断，包括：

- 孕早、中期唐氏筛查高风险。
- 预产期年龄超过 35 岁。
- 重度肥胖（BMI > 40）。
- 通过体外受精——胚胎移植方式受孕。
- 有染色体异常胎儿分娩史，但夫妇染色体异常的情形除外。
- 双胎妊娠。
- 医生认为可能影响结果准确性的其他情形。

③若孕妇属于无创产前基因检测慎用人群，在进行检测前要进行产前咨询跟医生充分沟通后才能做决定。

④另外，有以下情况的孕妇不适合进行无创产前基因检测：

- 孕周不到 12 周。
- 夫妇一方有明确染色体异常。
- 1 年内接受过异体输血、移植手术、异体细胞治疗等。
- 胎儿超声检查提示有结构异常须进行产前诊断。

- 有基因遗传病家族史或提示胎儿罹患基因病高风险。
- 孕期合并恶性肿瘤或医生认为有明显影响结果准确性的其他情形。

 专家敲黑板：

如果无创产前基因检测结果高风险该怎么办呢？

无创产前基因检测属于产前筛查，结果高风险需要进行产前诊断确认。低风险的孕妇可以正常产检，但如果后期产检结果出现异常应遵循产前诊断医生建议，不能以无创产前基因检测结果作为诊断标准。

82. 了解介入性产前诊断

 小 豆 丁：什么是介入性产前诊断呢？

 小 A 同学：就是穿刺。

X博士解密：

（1）什么是介入性产前诊断

介入性产前诊断，简言之就是产前诊断过程中常用的一些有创的取样技术，也可以把它理解为穿刺：比如羊膜腔穿刺术、绒毛穿刺取样，还有经皮脐静脉穿刺等。如果医生想针对胎儿进行遗传学检查，通过穿刺可以获得胎儿的细胞或者组织，方便后续进行进一步的检测，比如羊膜腔穿刺术取得的是羊水细胞，绒毛穿刺取得的是胎盘绒毛组织，脐静脉穿刺取得的是胎儿脐血细胞。医生可以利用这些细胞或组织进行产前诊断。

（2）介入性产前诊断有哪几种

介入性产前诊断可以分为三种：

①羊膜腔穿刺术：就是大家经常听到的"羊水穿刺"，是在超声引导下穿刺针进入子宫内抽取羊水的过程。一般在孕 16 周之后就可以进行了。是目前应用最广泛、相对安全的介入性产前诊断技术。

②绒毛穿刺术：也叫绒毛活检或绒毛取样术，就是在超声引导下穿刺针进入胎盘，通过穿刺针的切割和抽吸，获得胎盘组织的过程。一般在孕 11—13^{+6} 周进行。绒毛穿刺术的优势在于能在孕早期对胎儿进行遗传学诊断，孕妇可在比较早的孕周就得到胎儿的遗传学结果，避免了大孕周引产对孕妇的伤害。

③脐静脉穿刺术：就是在超声引导下穿刺针进入脐带，获取少量胎儿血细胞的过程。脐静脉穿刺难度大，对手术技术的要求比较高，所以手术风险也比羊水穿刺术和绒毛穿刺术要大一点。现在已经很少使用脐静脉穿刺术去检查胎儿染色体了，而是主要用于宫内输血或者一些胎儿感染指标的检测。

（3）为什么建议高龄孕妇直接进行介入性产前诊断

胎儿染色体异常和孕妇的年龄增长有一定关系。根据研究统计，女性在 35 岁之前，生下 21- 三体综合征宝宝的概率还是比较低的。但是，当女性 35 岁之后，生下 21- 三体综合征宝宝的概率就陡然升高。而且，在孕中期唐氏筛查的检测模式中，孕妇年龄也是非常重要的一个指标，年龄越大，越容易导致结果为高风险。基于以上种种原因，我们建议高龄孕妇可以直接选择进行介入性产前诊断。

（4）何种人群适合进行介入性产前诊断

介入性产前诊断是有严格的手术指征的，只有符合手术指征的孕妇才需要进行介入性产前诊断。指征如下：

①夫妻一方存在遗传病。

②有遗传病家族史。

③长期接触不良环境的育龄夫妻。

④不孕不育或不明原因反复流产者。

⑤有死胎死产或孕育畸形儿者。

⑥高龄孕妇。

⑦产前筛查结果高风险者。

⑧胎儿结构畸形者。

⑨胚胎植入前遗传筛查阳性者。

（5）介入性产前诊断的风险有哪些

穿刺是有创的取样技术，风险肯定是会有的。事实上，没有哪个手术是一点风险都没有的。穿刺常见的风险是流产、出血或感染。羊水和绒毛穿刺术引起的流产风险一般为 3‰—5‰，脐静脉穿刺的流产或早产风险会高一些，一般为 0.5%—1%。

专家敲黑板：

根据产检医生的建议进行介入性产前诊断是有必要的。风险总是存在的，但是该做的时候还是得做。

83. 孕期 B 超检查

小　豆　丁：孕期应该要做几次 B 超检查？
　　　　　　　B 超检查对胎儿有影响吗？

小 A 同学：应该没有。

X博士解密：

到目前为止，没有任何证据能够说明 B 超检查对胎儿有影响。因此，大部分学者认为诊断级 B 超对胎儿是安全无害的。

孕期 B 超检查的次数取决于胎儿的情况。一般主张早孕期间至少做 1 次 B 超，一方面了解胚胎的位置及发育情况，排除宫外孕，并可确定胎龄，这对以后推算预产期比较重要。孕中期是筛查胎儿畸形的重要时期，一般在孕 18—24 周对胎儿进行部分器官筛查。孕晚期 B 超 1—2 次，以了解胎儿发育情况。

孕 38 周的 B 超检查可能是准妈妈整个孕期过程中最后一次 B 超检查，这次 B 超要检查胎儿生长发育情况、羊水胎盘情况、估计胎儿体重、了解胎位情况。医生会根据 B 超显示的宝宝的大小以及胎方位等情况，对分娩方式做一个初步的估计。如B超发现此时胎儿为横位或初产臀位，胎盘为前置胎盘，则不建议顺产。

专家敲黑板：

如果怀孕期间发生阴道流血、胎儿缺氧等情况，医生会建议增加 B 超检查次数，以协助诊断，并给出正确的处理措施。

84. 产前 B 超胎儿部分畸形筛查

 小 豆 丁：什么是产前 B 超胎儿部分畸形筛查？

 小 A 同学：大排畸。

X博士解密：

产前 B 超胎儿部分畸形筛查也叫大排畸或大畸形筛查，一般包括：胎儿的头颅（其中包括颅骨是否完整、脑室是否扩张、口唇是否连续），以及脊柱、心脏、肾脏、胃泡、膀胱、四肢、脐血管等的大体形态结构。

一般选择在孕中期，具体在孕 22—24 周进行。如果太早做筛查，由于器官发育尚小，就不易看清楚；太晚做筛查的话，有些脏器 B 超还很难检查，而且一旦发现胎儿存在有大的畸形，也会引产困难，就会给孕妇造成不必要的创伤。

专家敲黑板：

通过产前 B 超胎儿部分畸形筛查，可以检查胎儿部分器官发育是否健康，所有的孕妇都应注意做大排畸的时间，按预约好的时间准时去医院就诊。如果错讨合适孕周，则无法进行检测。

85. 如何看懂超声检查报告

小　豆　丁：超声检查报告要看些什么呢？

小 A 同学：多项指数。

X博士解密：

怀孕期间，孕妇要做 4—5 次的超声检查，那报告单上的各种数字都说明了什么呢？这里提供一些参考指标。

①双顶径即胎头从左到右最长部分，也叫胎头大横径，用以了解胎儿的发育状况，怀孕到足月时应达到 9.0 厘米或以上。按一般规律，孕 8 个妊娠月以后，双顶径平均每周增长约为 0.2 厘米为正常（但其测量的精确度受胎位等多种因素影响）。

②腹围即测量胎儿肚子一周的长度，也叫腹周径，可结合双顶径、股骨长来推测胎儿体重及发育情况。

③股骨长度：是胎儿大腿骨的长度，这是身体中最长的一部分的数值，可结合双顶径、腹围一起了解胎儿发育情况。

④胎心：胎心频率正常为每分钟 110—160 次。

⑤胎动：有胎动表示正常，无或少胎动表示可能胎儿在睡眠中，也可能为异常情况，要结合其他项目综合分析。

⑥胎盘：位置是说明胎盘在子宫壁的位置，胎盘前置超声报告会提示。胎盘成熟度分为Ⅲ级，Ⅰ级为胎盘成熟的早期阶段，回声均匀；Ⅱ级表示胎盘比较成熟；Ⅲ级提示胎盘已经成熟。越接近足月，胎盘越成熟，回声不均匀。

⑦羊水：羊水深度为 30—80 毫米为正常，超过 80 毫米为羊水过多，少于 30 毫米为羊水过少。

⑧脐带：正常情况下，脐带应漂浮在羊水中，如彩超胎儿颈部周围见到脐带血流信号，可能为脐带绕颈。

专家敲黑板：

这里只是作理想化的介绍。最权威的解释，应该由主治医生结合孕妇的病史、体格检查和超声检查结果给出答复。

86. 超声软指标之胎儿心室强光点

 小 豆 丁：胎儿心脏里有强光点，是心脏病吗？

 小 A 同学：不一定。

 X博士解密：

（1）什么是超声软指标

超声软指标是指胎儿超声检查时发现的正常结构图像的变异，它不是明显的畸形或者发育异常，而是一些"微小异常"，与染色体异常有一定关联。有依据表明具有高风险因素的孕妇经过产前超声筛查，未发现软指标异常，其胎儿患染色体异常的风险将大大降低。

（2）什么是胎儿心室强光点

心室内强光点是指位于心室腔内、回声与骨骼回声相似的强回声光点，通常不伴有声影，多数位于乳头肌附近或乳头肌上，与房室瓣启闭运动同步。胎儿心室强光点的发生率范围较广，在怀孕不同时期发生率有所不同，有学者指出，在孕早期及孕中期心室强光点的发生率较高，尤其是亚洲人群的发生率比其他地区高 3 倍左右。

（3）为什么胎儿会有心室强光点

心室内强光点的发生机制尚不明确，目前多集中于遗传学研究，由于胎儿心室强光点及肠道强回声更多见于亚洲女性，一些学者认为心室强光点的发生与母体之间存在一定关系，有研究发现母体低体重指数可以作为筛查胎儿心室强光点及肠道强回声的独立危险因素。近年来，关于心室强光点研究的结果可归纳为以下几点：作为超声软指标的一类，心室强光点与染色体异常有关，尤其是 21- 三体综合征；在染色体数目未缺失或增多的整倍体胚胎中，心室强光点的发现可能提示心脏功能的改变；单纯的心室强光点不是羊膜腔穿刺的指征。

专家敲黑板：

胎儿心室强光点，不一定是心脏病哦。孕期发现胎儿心室强光点后，未发现明显畸形且染色体检查低风险的情况下，可以与正常胎儿一样进行管理，与其他孕妇产检项目及产检间隔时间等相同即可。

87. 超声软指标之胎儿肾盂分离

小 豆 丁：肾盂分离是肾脏积水吗？

小 A 同学：不一定。

X博士解密：

（1）什么是肾盂分离

肾盂分离是指肾盂前后径增大。胎儿肾盂前后径高于正常值，但尚不能诊断肾积水时，则诊断为轻度肾盂分离。根据不同孕期，轻度肾盂分离肾盂前后径为：孕中期4—7毫米，孕晚期7—9毫米；妊娠中、晚期发病率为1%—5%，可表现为单侧肾盂分离或双侧肾盂均分离，单侧发病更常见，男胎发病率高于女胎，比例约 2.5∶1。

（2）发现胎儿轻度肾盂分离有什么意义

多项研究表明，肾盂分离和染色体异常有相关性，但对于单发的轻度肾盂分离，一般不主张进行介入性产前诊断和胎儿染色体检查，但如果存在其他的畸形风险或者孕妇为高龄孕妇，如孕中期唐氏筛查高风险等，则应考虑进行介入性产前诊断。

轻度肾盂分离可以是肾积水或泌尿系统畸形（如双肾盂、肾盂输尿管连接处狭窄、膀胱输尿管反流等）的一个表现，90% 左右出现单纯轻度肾盂分离的胎儿出生后肾盂分离缓解，仅有约 6% 的胎儿被诊断有病理异常，包括肾发育不良、肾盂输尿管连接处狭窄、膀胱输尿管反流等。

💡 专家敲黑板：

胎儿肾盂分离，不一定是肾脏积水。如果只是单纯性的轻度肾盂分离，应密切观察随访，动态超声评估肾盂分离进展与否。

88. 超声软指标之胎儿侧脑室后角增宽

小 豆 丁：侧脑室后角增宽的宝宝就是大头宝宝吗？

小 A 同学：不是。

X博士解密：

（1）为什么会出现胎儿侧脑室后角增宽

由于脑脊液过多地聚集于脑室系统内，可以出现侧脑室后角增宽等脑室扩张表现，是常见的产前超声表现，根据侧脑室后角的宽度，可以分为 3 度：轻度为 10—12 毫米；中度为 13—15 毫米；重度为大于 15 毫米。

（2）胎儿侧脑室后角增宽的原因有哪些

没有合并其他结构畸形，非整倍体筛查及基因诊断检测结果正常的轻至中度侧脑室后角增宽者，特别是孤立性的侧脑室宽度接近 10 毫米的胎儿，有可能是脑室的正常变异；部分可能是中枢神经系统畸形的表现，如脑积水、胼胝体发育不全等；部分与染色体病及综合征相关。5% 的轻至中度侧脑室后角增宽与宫内感染有关，包括巨细胞病毒、弓形体、寨卡病毒等。

专家敲黑板：

轻度侧脑室后角增宽的胎儿，大于 90% 出生后评估正常。孤立存在的轻度侧脑室后角增宽，不合并畸形和染色体异常的胎儿预后往往很好；如合并胎儿结构畸形，或合并胎儿染色体异常，则预后不良。

89. 超声软指标之颈项透明层增厚

 小 豆 丁：颈项透明层增厚的胎儿是太胖了吗？

 小 A 同学：不是。

X博士解密：

（1）什么是颈项透明层增厚

颈项透明层（简称 NT）是指胎儿颈后皮下有积液形成颈项透明层，显示颈部皮下无回声带，位于皮肤高回声带与深部软组织高回声带之间。目前大部分临床研究中使用固定的切割值，如颈项透明层达到 3 毫米及以上为异常标准，少部分机构采用 2.5 毫米为是否异常的临界值。

（2）为什么会出现颈项透明层增厚

胎儿颈项透明层增厚可能与以下因素相关：胎儿染色体异常、单基因病、病毒感染、胎儿先天性心脏病等。所以要完成相关检查，排除可能的疾病。

专家敲黑板：

颈项透明层增厚可不是因为胎儿胖了，而是和胎儿遗传疾病以及结构异常相关，需要进一步检查。

90. 超声软指标之胎儿肠管强回声

小 豆 丁：胎儿肠管强回声就是胎儿的粪便吗？

小 A 同学：不是。

X博士解密：

（1）什么是胎儿肠管强回声

肠管强回声是指在孕期出现胎儿肠管回声增强、与胎儿骨骼回声相近的现象。肠管强回声强度可分为3级：1级——肠管回声稍低于周围骨组织回声；2级——肠管回声等于骨组织回声；3级——肠管回声高于周围骨组织回声。

（2）出现胎儿肠管强回声的原因是什么

可能有以下原因：

①胎粪积聚。

②少量腹水引起肠壁界面反射强回声。

③肠壁水肿或纤维化。

④胎儿宫内感染或羊膜腔出血，胎儿吞咽血液导致胎粪细胞成分增多或小血块积聚。

⑤胎儿宫内发育迟缓引起局部肠壁血液供应不足或羊水量少，胎粪中液体含量减少等。

（3）发现胎儿肠管强回声有什么意义吗

若胎儿合并有其他软指标或其他结构异常的肠道强回声，有1%—2%可发生非整倍体异常。有研究显示肠道强回声的胎儿可能有巨细胞病毒或弓形体感染。另有部分会出现胎粪性腹膜炎或胎粪性肠梗阻，伴发肠管扩张者，还可能出现肠道闭锁等问题。肠道强回声还与宫内死胎及胎儿宫内生长受限相关。

专家敲黑板：

胎儿肠管强回声的意义很多，不仅仅是胎儿的粪便噢。

91. 为什么要做磁共振检查

小　豆　丁：为什么有的准妈妈还需要做磁
共振检查呢？

小 A 同学：诊断需要。

X博士解密：

　　超声检查是目前评价胎儿发育首选的影像学方法。但超声有其局限性，在孕妇肥胖、胎动、羊水异常、子宫畸形、胎儿体位不佳及孕晚期胎儿颅骨回声衰减等因素的影响下，对诊断准确率有一定的影响。目前，怀孕期间常规检查为 B 超，当超声发现或怀疑胎儿及其附属物有问题时，医生会建议孕妇进行磁共振检查，以进一步确诊。以下这些情况需要进行胎儿磁共振检查：

　　①因肥胖、羊水过少、子宫腺肌瘤病、胎儿已入盆、胎儿因为位置原因导致孕期超声不能提供诊断信息。

　　②产前超声已确定或不能确定的脑部异常，需要提供更多的补充信息。

　　③肺、泌尿系统、盆腹部各脏器结构异常鉴别，如肺先天性囊性腺瘤样畸形、先天性膈疝、隔离肺、食道闭锁畸形、肾发育异常、盆腔占位等。

　　④对胎儿四肢及软组织异常的评价，如先天性马蹄内翻足、水囊瘤、骶尾部畸胎瘤等。

　　⑤需对胎盘异常及其高危程度进行评价时。

　　做磁共振检查时，应去除身上金属物，不要穿金属丝边的内衣裤，体位取仰卧位，头先进，保持舒适位置，平静呼吸，戴好耳塞，减少机器噪音的干扰。

专家敲黑板：

　　磁共振成像检查没有放射性损伤，而且至今尚无文献报道磁共振成像对胎儿生长及发育有不良影响，胎儿磁共振检查在国内外正被越来越多地用于胎儿各系统的检查，诊断价值不断获得临床认识与肯定，逐步成为产前超声检查的重要验证和补充诊断手段。但妊娠的前 3 个月，胚胎处于细胞分化发育期，仍建议尽量避免进行磁共振检查。

92. 为什么产前超声检查都正常还被诊断有先天性疾病

小　豆　丁：产前检查都正常，孩子就一定
　　　　　　健康吗？

小 A 同学：不一定。

X博士解密：

　　产前检查是指为妊娠期女性提供一系列的医疗和护理建议和措施，通过各种检查手段和医学建议来降低孕产妇死亡率和围产儿死亡率。

　　超声检查是妊娠期发现胎儿异常最为重要的检查项目：在孕 7—8 周时，若出现阴道流血、腹痛等异常情况，超声检查有助于判断是否为宫内妊娠；如果并未出现异常，建议第一次超声检查的时间安排在孕 11—13^{+6} 周，在确定准确的孕龄同时，测定胎儿颈项透明层厚度；孕 18—24 周时进行超声检查，此时胎儿各器官的结构和羊水量最适合系统超声检查，全面筛查胎儿有无解剖学畸形，系统地检查胎儿头颅、颜面部、脊柱、心脏、腹部脏器、四肢、脐动脉等结构；孕 30—32 周进行超声检查，目的是了解胎儿生长发育状况、胎盘位置及胎先露等；孕 38—40 周进行超声检查，目的是确定胎盘的位置及成熟度、羊水情况、估计胎儿大小。

💡 专家敲黑板：

　　虽然我国的超声检查技术已经逐步趋向完善，但是超声不是一项万能检查。超声与病理学检查不同，是"看图说话"，能够检查出大部分的严重胎儿发育异常，但无法检查出所有的胎儿异常。胎儿影像可能受孕周、胎儿体位、胎儿活动状态等多种因素影响，某些结构显示不清；有些胎儿畸形在发展到一定程度之前，超声影像上也无法显示。超声可能作出胎儿外观结构可疑异常的诊断，但是无法进行器官功能诊断和病理学诊断。如某些新生儿遗传代谢性疾病等，为常染色体隐性遗传疾病或来自基因变异，因为往往没有家族病史，产前超声也无法发现，所以产前检出率极低。尽管如此，超声检查仍是产前检查中必备的项目，能够对大部分胎儿异常起到发现和监测作用。因此，准妈妈还是要严格、积极产检，通过对孕妇和胎儿的监护，及早预防和发现并发症，减少其不良影响。

第三阶段

小豆丁出生了

第一节

迎接小豆丁

小豆丁：

我快要出生啦，爸爸妈妈应该做哪些准备呢?

小 A 同学：

各种准备!

X 博士：

满 37 周，宝宝就可以称作是足月儿了，随时都有可能出生，一家人也可能随时处于〝备战〞状态。此时要密切关注准妈妈的身体变化，看是否出现临产先兆，随时做好入院的准备工作。

93. 影响分娩的因素有哪些

 小　豆　丁：影响分娩的因素有哪些呢？

 小 A 同学：4 个因素。

 X博士解密：

进入孕晚期，妈妈最纠结的是分娩方式，不知道自己是否可以顺产。要解答这个问题，就要先来了解影响分娩的 4 个主要因素：产力、产道、胎儿、精神因素。

（1）产力

子宫收缩力是最主要的产力，在整个产程中起主导作用。另外，腹肌、膈肌收缩力和骨盆底提肛肌的收缩力起辅助作用。孕妇平时练习的孕妇体操等有利于增强这些肌肉的收缩力。

（2）产道

产道是宝宝娩出的通道，分为骨产道和软产道两部分。骨产道即我们所说的骨盆，胎儿需要做各种动作，才能顺利通过。主要的软产道是子宫口，通常是紧闭的，临产后在强有力的宫缩的作用下，以及胎头下降的挤压，软产道慢慢地扩张，当宫口扩张达到直径 10 厘米时，宝宝就可以顺利通过。

（3）胎儿

胎儿的大小、位置和有无畸形是影响分娩过程的重要因素。所以，如果宝宝很大，通过产道时就比较困难。除了宝宝的大小，宝宝在子宫里的姿势也是很重要的。如果宝宝头在上、屁股或腿朝下，或头部不紧贴自己的胸部等，就不能在产道里通过及时转动来适应产道的形态,可能会被卡住而影响娩出。

(4)精神因素

精神因素对分娩的影响正逐渐受到重视。一般来说,产妇对分娩都有恐惧感,尤其是初产妇。产时紧张焦虑的心理将会引起一系列内分泌的改变,从而引起子宫收缩乏力、胎儿缺氧等,影响产程的进展或使手术产的机会增加。如果分娩中能保持放松的心情,那就已经成功了一半。

专家敲黑板:

医生会综合各种因素,为准妈妈提供合适的分娩方式的建议。符合顺产条件的准妈妈,应该尽量选择顺产。

94. 什么是巨大儿

小 豆 丁:什么样的小豆丁算巨大儿?

小 A 同学:超过 4 千克。

X博士解密:

胎儿出生的正常体重是大于 2.5 千克而小于 4 千克,一般人们理想中的宝宝出生体重为 2.9—3.3 千克。巨大儿就是指出生体重达到或超过 4 千克的胎儿。

形成巨大儿的常见原因有:遗传于身材高大、肥胖的父母,孕妇患有糖尿病,过期妊娠,孕期营养过剩,运动量少等。孕妇在孕期没有节制地多吃,特别是糖类及脂肪类食物摄入过多,又常常运动过少,是产生巨大儿的主要原因。

巨大儿对母婴都会带来危害：分娩时，由于胎头过大，分娩时间延长，可导致胎儿缺氧，继而窒息甚至死亡；宝宝太大而引起的分娩困难可能会造成新生儿上肢臂丛神经损伤、锁骨骨折，甚至还会造成宝宝颅内出血或产妇产道撕裂等；又由于胎儿巨大，母体子宫过度膨胀，子宫肌纤维过度拉伸而失去弹性，子宫肌收缩力变差，产后不能及时缩小，发生产后大出血的风险增加。

巨大儿除了造成分娩困难、给产妇带来危险外，婴儿本身也属于高危宝宝，出生后容易出现低血糖、低血钙，低血糖严重者可导致精神、神经方面的后遗症。有很多研究证实，巨大儿成年后也容易肥胖，同时高血压、高血脂、高血糖、心脑血管疾病的发病率增高，甚至会影响几代人的健康。

专家敲黑板：

除不可控的遗传因素外，其他巨大儿情况基本都是"吃"出来的。要预防巨大儿，最重要的还是请准妈妈做好孕期体重管理。

95. 拉梅兹减痛分娩法

 小 豆 丁：什么是拉梅兹减痛分娩法？

 小 A 同学：三个重要内容。

 X博士解密：

（1）产前运动（助产体操）

注意事项：衣着宽松、舒适；时间选在饭前或饭后 1 小时，排空膀胱，保持心情愉快；运动程度以不累为原则；运动场地可以选在地板上或硬板床上；

环境应保持温暖和空气流通。

①腿部运动。

方法：双手扶椅背，双脚略分开，单腿向外画圈，左右腿交替。

功能：增加骨盆肌肉的韧性与会阴肌肉的弹性，促进分娩。

练习时间：怀孕 4 个月开始。

练习次数：每天早、晚各 5—6 次。

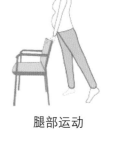

腿部运动

②腰部运动。

方法：站在椅子背后，双脚与肩同宽，腰部挺直，慢慢吸气，用手臂力量撑在椅背上，身体重心向前，使脚跟提起。然后慢慢吐气，椅背上的手放松，复原。

功能：预防及减轻腰部酸痛。

练习时间：怀孕 4 个月开始。

练习次数：每天早、晚各 5—6 次。

腰部运动

③双腿抬高运动。

方法：仰卧平躺，双腿抬高靠墙，双腿尽量与身体垂直（保持 90 度）。

功能：促进下肢血液回流，预防静脉曲张，增加阴道及会阴部肌肉的伸展及收缩能力，减少分娩时产道裂伤，并避免大小便失禁。

练习时间：怀孕 4 个月开始。

练习次数：每次维持 3—5 分钟，早、晚各 1 次。

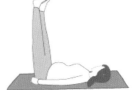

双腿抬高运动

④股部肌肉伸展运动。

方法：一腿伸直，另一腿稍曲，将伸直的脚趾往内收缩，然后放松，双腿交替运动。

功能：伸展脊椎骨及臀部肌肉，消除腿部疲劳及减轻腿部麻痹。

练习时间：怀孕 3 个月开始。

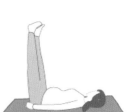

股部肌肉伸展运动

练习次数：每天数次。

⑤盘腿坐式。

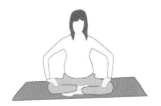

盘腿坐式

方法：盘腿平坐或脚心相对盘坐，腰背挺直，双手分别放在膝盖，轻度用力下压。

功能：可锻炼腹部的肌肉及关节处韧带的张力，防止孕期末子宫压力引起的痉挛，让大腿内侧肌肉强劲有力，分娩时起到支撑作用。

练习时间：怀孕 3 个月开始。

练习次数：每次维持 5—30 分钟，每天 1 次。

⑥腰背肌肉运动。

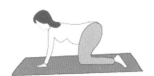

腰背肌肉运动（吸气）

方法：四肢伏地，双手沿肩垂直，吸气时头部向上抬，背部低下，吐气时头部向下，背部高起。

功能：减轻腰背部酸痛。

练习时间：怀孕 6 个月开始。

练习次数：每天 5 次。

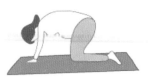

腰背肌肉运动（呼气）

⑦背部与臀部运动。

方法：仰卧平躺，膝盖弯曲，脚平踩地，膝与肩同宽，利用脚与肩膀的力量，将背部与臀部抬高，反复进行。

功能：减轻背部酸痛。

练习时间：怀孕 4 个月开始。

练习次数：每天 5 次。

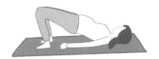

背部与臀部运动

⑧膝胸卧式。

方法：四肢伏地，膝盖弯曲，双腿分开与肩同宽，两臂置于头两侧，胸侧贴床面，臀部抬高。

功能：纠正胎位。

时间：遵医嘱，孕 32 周开始。

次数：每次维持 5—10 分钟，每天 5 次。

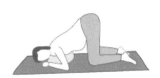

膝胸卧式
（在医务人员指导下练习）

（2）神经肌肉控制运动

①目的。

• 使产妇在产时疼痛发生时，仍能自由自在地放松全身的肌肉。

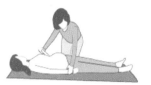

神经肌肉控制运动

• 分娩时能将产时疼痛解释为"开始工作—呼吸"的讯号，而非仅感觉疼痛及紧张。

• 提高对产时疼痛的忍受力。

• 保持体力，较轻松地度过产程。

②原则。

• 选择清静，不受干扰的环境练习。

• 与同伴一起练习，随时检查放松情况。

• 每天练习，才会熟练。

• 须习惯同伴的指挥（口令）。

③口令。

• 开始。

• 廓清式呼吸。

• 缩紧 ××（指身体某部位，如右臂）。

• 放松。

• 廓清式呼吸。

• 结束。

④练习步骤。

• 缩紧右臂—缩紧右手右腿。

• 缩紧左臂—缩紧左手左腿。

• 缩紧右腿—缩紧右手左腿。

• 缩紧左腿—缩紧左手右腿。

（3）拉梅兹呼吸技巧

①廓清式呼吸。

口令：

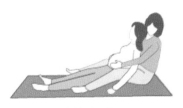

廓清式呼吸

- 收缩开始。
- 廓清式呼吸（吸—— 吐——）。
- 加入其他呼吸，如胸式呼吸。
- 廓清式呼吸（吸——吐——）。
- 收缩结束。

②胸式呼吸。

子宫间隔 5 分钟收缩一次，每次收缩时间 30—50 秒钟，此时子宫颈开口 2—3 厘米。口令：

- 收缩开始。
- 廓清式呼吸（吸——吐——）。
- 吸二三四，吐二三四；吸二三四，吐二三四；吸二三四，吐二三四；吸二三四，吐二三四。
- 廓清式呼吸 （吸——吐——）。
- 收缩结束。

③浅而慢加速呼吸。

子宫 2—4 分钟收缩一次，每次持续时间 50—60 秒，子宫颈开口 4—8 厘米。口令：

- 收缩开始。
- 廓清式呼吸（吸——吐——）。
- 吸二三四，吐二三四；吸二三，吐二三；吸二，吐二；吸，吐；吸，吐；吸二，吐二；吸二三，吐二三；吸二三四，吐二三四。
- 廓清式呼吸（吸——吐——）。
- 收缩结束。

④浅的呼吸。

子宫每 1—2 分钟收缩一次。收缩时间为 60 秒，子宫颈开口 8—10 厘米。口令：

- 收缩开始。
- 廓清式呼吸（吸——吐——）。
- 吸吸吸吸吐，吸吸吸吸吐，吸吸吸吸吐， 吸吸吸吸吐。

- 廓清式呼吸（吸——吐——）。
- 收缩结束。

⑤闭气用力运动

子宫颈口开全至胎儿娩出。口令：

- 收缩开始。
- 廓清式呼吸（吸——吐——）。
- 吸气，憋气，向下用力，用力—吐气—吸气，憋气，向下用力，用力—吐气—吸气，憋气，向下用力，用力—吐气……
- 廓清式呼吸（吸——吐——）。
- 收缩结束。

⑥哈气运动。

口令：

不要用力—哈气。

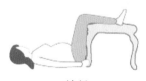

放松

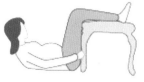

吸气，憋气，而下用力

💡 专家敲黑板：

拉梅兹减痛分娩法是非药物性的精神预防性减痛分娩，强调从孕中期开始，就要重视对有关分娩知识、呼吸方法的学习，通过这些事先的体验，营造一个自然分娩的环境。

96. 剖宫产的宝宝更聪明吗

 小 豆 丁：有人说，剖宫产的宝宝更聪明，是真的吗？

 小 A 同学：当然不是。

X博士解密：

有些家长认为，剖宫产的宝宝比阴道分娩的宝宝更聪明。理由是剖宫产时宝宝不受挤压，不会有脑部缺血、损伤等情况的发生。

的确，正常分娩时，宝宝头部是会受到挤压而变形，但一般 1—2 天后即可恢复正常。宝宝在受压的同时，也是对脑部的刺激，出生后容易激发呼吸而呱呱啼哭。而且，经过子宫收缩与骨盆底阻力的共同作用，可将积存在宝宝肺部、口鼻中的羊水和黏液挤出，有利于防止吸入性肺炎的发生。这些都是剖宫产所不及的。

宝宝的智力与遗传、脑神经发育、后天的教育、有无疾病的影响有关，而与其出生方式无关。剖宫产在目前的医疗条件下是安全的，但也存在一些不利因素。如妈妈出血多、容易感染、子宫上的瘢痕可能对再次妊娠分娩带来麻烦。而且剖宫产的宝宝发生呼吸窘迫综合征、吸入性肺炎的比例明显增高。

专家敲黑板：

剖宫产一般都是由于顺产条件不理想所选择的一种补救治疗方法，对产妇本身的影响也比较大，风险较高，不建议准父母因为一些不科学的观点而放弃顺产，选择剖宫产。

97. 认识早产

小 豆 丁：什么时候出生算早产呢？怎样预防早产？

小 A 同学：孕 28—37 周（不包括 37 周）。

X博士解密：

早产是指孕 28 周后到孕 37 周之前分娩。诱发早产的危险因素主要有：胎膜早破、下生殖道和泌尿道感染、妊娠合并症和并发症、子宫过度膨胀等。

怎样预防早产呢？

①进行正规的产前检查。

②积极治疗孕期各种并发症和合并症。

③良好的口腔护理。

④避免吸烟及二手烟。

⑤及时治疗生殖道和泌尿道感染。

⑥避免过度或长期的精神紧张。

⑦限制剧烈运动，包括性生活，以及连续几个小时的站立和行走。

专家敲黑板：

不是所有的早产都可以避免的，但上述方法可以减少早产发生的危险。如果准妈妈出现有规律的腹痛，有淡粉色或红色的阴道分泌物，阴道流液，就要及时就医和治疗。

98. 胎膜早破

小 豆 丁：什么是胎膜早破？胎膜早破了
　　　　　怎么办？

小 A 同学：要淡定。

X博士解密：

多数孕妇是在正式临产的过程中才出现"破水"的，胎膜破裂发生在临产前就叫胎膜早破。导致胎膜早破的原因很多，往往是多因素相互结合的结果。可能的病因有：生殖道上行性感染、羊膜腔压力增高、胎膜受力不均匀、部分营养素的缺乏、宫颈内口松弛等。

胎膜破裂没有疼痛感，只会感到有"小便"流出来，而且站立时流水增多，平卧时减少或者停止外流，不随意志控制。羊水的颜色与清水接近，略带些腥味。

如果孕妇在家中突然发生"破水"，家人千万不要惊慌失措，应让她立即平卧，并抬高臀部，建议可以在臀部下面垫上一个枕头或靠垫，以防止脐带受压或脐带脱垂。接下来要拨打"120"急救电话，让专业救护人员送往指定的医院。

专家敲黑板：

要特别提醒的是，去医院的途中应保持冷静，数好胎动，以了解宝宝是否安全。

99. 临产先兆

小 豆 丁：妈妈出现什么情况表示快要生了，要赶紧去医院待产？

小 A 同学：临产先兆。

X博士解密：

到了孕 37 周后，宝宝随时都有可能会降临人世，在医学上，这些出现在临产前的症状称为"临产先兆"，常见的表现有子宫收缩、腹部下坠感、阴道见红等。

（1）子宫收缩

分娩前的 1—2 周，子宫收缩的频率和强度都会增加。在白天感觉不明显，但到了晚上，子宫收缩可能会让孕妇感觉不舒服，如腰酸、腹部下坠感等。每次宫缩持续 10—20 秒，一般不会超过 30 秒；每次宫缩间隔时间较长，而且往往没有特别的规律，或仅在短时间内有规律。

（2）腹部下坠感

如果是第一次分娩的初产妇，那么从分娩前两周开始，宝宝的胎头会慢慢下降到孕妇的骨盆入口处。由于胎头的下降压迫到膀胱，小便次数也增多了。

（3）阴道见红

这是一种较为可靠的临产先兆。一般在分娩发动前 1—2 天，孕妇的阴道内会流出少量血性黏液或暗红血液，正常情况下出血量比平时月经量要少。这是由于临近分娩时，子宫颈附近的胎盘膜边缘会与子宫壁慢慢分开，该处的毛细血管破裂而导致的出血。

专家敲黑板：

孕妇如果出现有规则宫缩，阴道分泌物增多，呈少量黏液夹着血（见红），或者"破水"，这些都是临产先兆。出现上述情况请及时去医院急诊室就诊，医生会根据宫缩情况及宫口扩张情况来判断产妇是否需入院待产。

100. 分娩镇痛

 小　豆　丁：什么是分娩镇痛？

 小 A 同学：用一些方法减轻分娩疼痛。

 X博士解密：

分娩镇痛是指用药物或精神疗法减少产妇在分娩过程中的疼痛。分娩是人类繁衍生息的自然过程，但是这种由子宫收缩和紧张恐惧的心理引起的分娩疼痛，对于大多数产妇尤其是初产妇而言是极其痛苦的。在医学疼痛指数中，分娩疼痛仅次于烧灼伤痛，位居第二位，应该说它是大多数女性一生中经历的最疼痛的事情。这也使得更多的准妈妈对它充满畏惧，因而放弃了自然分娩，转为选择存在一定风险的剖宫产。事实上，医学界一直都在探寻一种简单易行的，既不影响母婴健康，又能解决或减轻分娩疼痛的方法。

分娩镇痛的意义，不仅仅在于减轻产妇分娩时的痛苦，更重要的是，它能够减少产妇不必要的耗氧量和能量消耗，防止母婴代谢性酸中毒的发生，提高产程进展的速度，降低产后出血率。同时，它还可以避免子宫胎盘血流量的减少，从而改善胎儿氧合状态，减少胎儿缺氧及新生儿窒息状况的出现。

分娩镇痛的方法

非药物类	药物类
拉梅兹呼吸法	吸入镇痛（笑气）
丈夫参与水中分娩	全身用药（阿片类）
水中分娩	
导乐	麻醉技术镇痛（硬膜外麻醉；腰麻；腰-硬膜外联合麻醉；阴部神经阻滞）
经皮神经电刺激仪	
产球	

专家敲黑板：

当准妈妈真正临产进入产房后，即可向护士或自己的主管医生提出申请，他们会为准妈妈选择最佳的分娩镇痛时机与方式，并与麻醉医生联系进行镇痛。

101. 住院准备

小 豆 丁：妈妈随时都有可能临产，需要准备哪些东西呢？

小 A 同学：待产包。

X博士解密：

下列物品清单可以做参考。

（1）资料准备

身份证、社保卡、孕产妇健康手册、产科记录卡等。

（2）产妇住院用品

①脸盆、脚盆各1只，毛巾2条（1条洗脸、1条洗身体）。

②软毛牙刷、牙膏、漱口水、肥皂（含2%洗必泰）、梳子。

③产后产妇需要哺乳，准备2—3只哺乳用文胸。

④产妇产后会有恶露排出，需2—3条内裤以便每日更换。

⑤穿着舒适的棉线袜子2—3双，鞋子或者拖鞋都需要软底的。

⑥产妇在分娩后几日里恶露量一般较多，因此产妇还要准备充足的卫生垫和孕妇专用卫生巾，还可以带上一次性床垫和一次性马桶垫。

⑦如果住院期间医院提供产妇一日三餐，则只要带齐碗、筷子、水杯、调羹、吸管、餐巾纸等即可。

⑧产后因为体力的消耗和哺乳的原因，产妇容易有饥饿感，住院时可以预备少许糕点、饮料、巧克力、水果补充体力。

⑨产妇出院时要穿的衣物。

（3）宝宝住院物品

①宝宝住院期间衣裤有的由医院提供，也有的要自备。出院前一天按季节情况带齐宝宝衣裤、帽子、袜子和包被等，于出院前更换。

②新生儿纸尿裤、新生儿湿巾纸，宝宝用的小毛巾、口水巾若干条。

③爱婴医院提倡母乳喂养，因此住院时不必带奶瓶和奶粉。

 专家敲黑板：

一般在妊娠满 37 周以后孕妇就有可能分娩，应提前整理好一个待产包，充分做好住院准备，以便随时迎接小豆丁的出生。

102. 宝宝娩出攻略

 小 豆 丁：我要练好哪些本领才能顺利从妈妈子宫里出来呢？

小 A 同学：多姿势、多战术。

 X博士解密：

接近分娩，宝宝的生活空间越来越小，生活物资越来越少，不安全因素越来越多，生活质量越来越差，再加上"地震（即子宫收缩）"频频发生，这些都让宝宝下定决心，要从这个生活了九个半月的"家"里出来。可是如何从妈妈这个封闭森严的"房子"里"逃"出来呢？宝宝"出逃"的路只有10厘米直径，却机关重重，宝宝要运用许多战术噢，这些战术就是：衔接、下降、俯屈、内旋转、仰伸、复位及外旋转。

（1）衔接

胎头双顶径进入骨盆入口平面，胎头颅骨最低点接近或达到坐骨棘水平，称为衔接。宝宝为了适应妈妈骨盆的入口的大小，必须调整身体姿势，以半俯屈的姿势通过骨盆入口。

（2）下降

胎头沿骨盆轴前进的动作，称下降。下降贯穿在整个分娩过程中，胎头在下降的时候会遇到各种阻碍，那是因为妈妈的骨盆并不像瓷碗一样光滑，有的地方宽敞些，有的地方很窄，使宝宝下降的是妈妈长时间的子宫收缩的推动。在下降过程中，受骨盆底的阻力发生俯屈、内旋转、仰伸、复位及外旋转等动作。

（3）俯屈

当宝宝下降至妈妈的骨盆底，即骨盆轴弯曲处时，处于半俯屈状态的胎头枕部遇到肛提肌的阻力，借杠杆作用宝宝不由自主把下颌更紧紧地贴于胸部，这就是俯屈，这样变胎头衔接时的枕额径（11.3 厘米）为枕下前囟径（9.5厘米），使头的径线适应产道，有利于胎头进一步下降。

（4）内旋转

胎头为适应骨盆纵轴而旋转，使其矢状缝与中骨盆及骨盆出口前后径相一致，称内旋转。这时宝宝"出逃"遇到了又一大困难——通过中骨盆平面，它是骨盆腔最狭窄的平面，宝宝要旋转 45 度使胎头适应中骨盆及骨盆出口，这个高难度动作要在妈妈的帮助下（有效的子宫收缩）才能完成。

（5）仰伸

宝宝完成内旋转后，到达阴道外口时，在子宫收缩力、腹肌及膈肌收缩力的协同作用下继续迫使胎头下降，而骨盆肛提肌收缩力又将胎头向前推进，两者共同作用（合力）使胎头沿骨盆轴下降，以后胎头逐渐仰伸，胎儿头顶、额、鼻、口、颏相继娩出。

（6）复位及外旋转

宝宝头部娩出以后，为使胎头与胎肩成正常关系，还要复位及外旋转，以保持胎头与胎肩垂直。

（7）胎儿娩出

胎头完成外旋转后，前肩后肩娩出，胎体及下肢随之顺利娩出，宝宝"出逃"成功。

💡 专家敲黑板：

这一套宝宝"出逃攻略"也就是医生们所说的自然分娩机转，指胎儿通过产道娩出时，为了适应产道各个部分的大小及形状以及骨盆轴的走向，必须进行一系列的转动动作。

103. 快乐积极分娩

小 豆 丁：我要出生啦，妈妈在产房里需要注意些什么呢？

小 A 同学：放轻松。

X博士解密：

（1）家庭化产房

家庭化产房是指为了满足不同孕妇的需求而特设的一种单间，在"家化房间"里，分娩所需的设备一应俱全，私密性更强。家属可以陪伴产妇度过整个分娩过程，消除产妇的紧张心情，增加顺产的信心。而且在"家化房间"里，准爸爸可以陪伴准妈妈一起经历每一次的"阵痛"，给予准妈妈更多的支持，更能真切地体会到生产的辛苦，共同迎接新生宝宝的来临，家庭感、仪式感更强。

（2）快乐分娩

产妇们一旦进入产房，多少都会紧张和害怕。在产房工作的"导乐"们，大多是由具有多年丰富助产经验的助产士（师）担任。她们能真切地体会到产妇的心情，在产妇最辛苦的时刻给予生理上、心理上全方位的支持和帮助。她们不但有爱心，还充满了责任心，能够给予产妇强烈的安全感和依赖感，是消除产妇分娩时紧张情绪的最好的方法。

（3）自由体位

以往，产妇从开始宫缩到宝宝出生都是躺在床上度过的。其实为了让产妇生产更顺利、更放松，现在可以让产妇们选择躺着、坐着、站着、走动，甚至坐在瑜伽球上等，以自由体位和放松状态来度过宫口开全之前的那段辛苦时光。自由体位能让产妇们消除紧张状态，更有利于顺产。

专家敲黑板：

产房中，能和医护人员默契配合的准妈妈是思想和物质上都有充足准备的。此时，准妈妈要相信周围的医护人员，也相信自己。要随机应变，不要因为没有准确地按照分娩计划完成产程而遗憾和惋惜。我们共同的目标是：一段值得记忆的生产经历和一个健康的宝贝！

104. 顺产过程

小 豆 丁：顺产的妈妈需要经过怎样的分娩过程呢？

小 A 同学：3 个产程。

X博士解密：

分娩过程一般分为 3 个产程。

（1）第一产程（宫口扩张期）

从有规律的子宫收缩开始至宫口开全(10厘米)，初产妇需要11—12小时，经产妇6—8小时。在第一产程妈妈应注意：

①产程中应尽量放松，不要大喊大叫，可以在分娩过程中听一些抒情的音乐分散注意力，正确地运用拉梅兹呼吸法，能使全身肌肉松弛。

②产程中正常进食、进水，应选择烂糊面、蛋糕、包子、稀饭这些柔软、易消化的食物食用，每次不必进食太多，但要多次进食。

③及时排空小便，以免充盈的膀胱影响宫缩，如有排尿困难或淋漓不尽时及时通知护士。

④宫口扩张后期有便意，切勿使劲，并及时呼叫护士检查宫口。

⑤如没有破水，多变换体位（上身直立位）达到减轻产痛加快产程的目的，可以行走或站立、坐在椅子或分娩球上，以及其他舒适的自由体位。

（2）第二产程

①胎儿娩出期（≤2小时）。

②配合宫缩呼吸、用力。

（3）第三产程

胎盘娩出期（≤ 30 分钟）。

（4）产后观察（2 小时）

分娩后可进食一些易消化的食物，有的产房会提供能量餐，家属可预先了解，再决定是否需要自行准备。

在一般情况下，整个产程需要 12—16 个小时，但并非人人都一样，在分娩过程中还存在各自的特殊性，所以不能一概而论。

（5）进产房时需要的物品

①带一块干的小毛巾擦汗用。

②抽取式纸巾一盒。

③产房内一日三餐都有供应，不需自行准备太多的食物，携入的干点原则上以进食简便、口味清淡、容易消化为宜，不宜携带某些功能性饮料。

④产妇在进产房前应取下随身的贵重物品。

⑤戴隐形眼镜者要事前取下，佩戴普通眼镜较为安全。

专家敲黑板：

始终保持轻松积极的心态很重要，配合医护人员正确呼吸和用力，相信可以顺利度过这段辛苦但甜蜜的时光。

105. 剖宫产的注意事项

 小 豆 丁：剖宫产的妈妈需要做些什么呢？

 小 A 同学：积极配合。

 X博士解密：

手术的前一天，洗头、洗澡（用含2%洗必泰的肥皂清洗，尤其是腹部）、修剪指甲，按照医嘱要求晚餐后不再进食，空腹达6—8小时（禁食、禁水），夜里保证充足的睡眠。

手术当日早晨洗漱完毕后，取下假牙、隐形眼镜及饰品。长发的产妇不要戴发夹，改用皮筋将长发扎成辫子，不可化妆。

另外，产妇要放松情绪，积极与医护人员配合，准备手术的正常进行。

剖宫产手术一般选用硬膜外麻醉或腰麻，所以手术中产妇始终保持清醒的状态，术后便可回病房休养。

专家敲黑板：

剖宫产妈妈请安心把自己和宝宝交给医生，只需要配合医生做好准备，术后按医嘱护理。

第二节

产后母婴健康

小豆丁：

我出生了，妈妈也要开始坐月子了，哈哈。产后恢复一定是妈妈最关注的事情之一，应该怎么做呢？

小 A 同学：

保持身心健康！

X 博士：

在我们的传统观念中，坐月子要进补，不能动，要保暖，不能沾水 …… 其实也有不少误区，还是应该科学地度过这段时期，妈妈才能更好地恢复。

106. 月子里的健康生活

小 豆 丁：听说坐月子有很多讲究，妈妈
都应该注意些什么呢？

小 A 同学：科学合理。

X博士解密：

月子里合理营养，纠正月子饮食误区，科学合理地进补。

月子里也要适当运动，除了日常的活动外，坚持在月子里进行必要的身体锻炼，做一些产后体操，可以很好地恢复体质、体形。

月子里注意休息，月子里要和宝宝同步休息，不要让自己过度疲劳，但也不要整个月都躺在床上。

应对月子里出现的特殊情况，如恶露、褥汗、伤口、宫缩痛等，要根据医生嘱咐正确处理。

努力建立成功的母乳喂养，早吸吮、早接触、按需哺乳、母婴同室。

预防产后抑郁，家里保持欢乐的气氛，尤其是爸爸应该多体谅妻子，在精神和生活上都给予支持。

产后性生活及避孕：子宫完全复旧后方可恢复性生活，哺乳期会有不规则排卵，应注意避孕。

产后注意个人卫生，正常地梳头、刷牙、洗澡，改变陋习。

专家敲黑板：

妈妈应在充分了解相关知识的情况下，科学坐月子。

107. 新妈妈的产后护理

 小 豆 丁：刚刚生产完的妈妈有哪些变化，
应该注意些什么？

 小 A 同学：慢慢恢复。

 X博士解密：

妈妈最大的变化就是体重减轻了，生产后体重会减轻5—6千克。

妈妈刚刚分娩，腹部能摸到像宝宝头大小的子宫，会出现阵发性的下腹痛（主要是由子宫收缩所引起的）。恶露是暗红色的，量也较多（但不超过月经第2—3天的量），伴有血块。随着时间的推移，恶露会变为褐色，量开始减少。

产后2周，腹部已触摸不到子宫，乳汁分泌趋于正常，恶露由褐色变浅。产后4周，妈妈的恶露基本没有了，大部分妈妈都恢复得差不多了，可以渐渐恢复正常生活了。

产后24小时内，妈妈的体温一般会升高一些，但不会超过38摄氏度。如果体温超过了这个标准，要及时诊治。

顺产妈妈，在产后4—6小时内应去解尿。如果产后不能及时解尿，可能会造成尿潴留。因此，产后应保证饮食，多喝水。也可用温水冲外阴、听流水声、热敷下腹部等方法促使排尿。剖宫产妈妈，由于麻醉的影响，术后产妇需要平卧6小时，双腿一旦有了知觉就可以进行轻微的活动，防止静脉血栓的形成。6小时内不要进食饮水，手术6小时以后可进食流质饮食，第二天可进食半流质，排气后可以普食。剖宫产手术后的留置尿管会在24小时后取掉。产妇可尝试尽早下地行走（第一次下床行走时请注意安全，最好有家属搀扶），在取出导尿管2小时内争取自行解尿。

产后多汗，但多不伴有其他不适，这属于正常的生理现象。这时要注意，用干毛巾把汗擦干，汗湿的衣服要及时更换，以防着凉感冒。

保持早、晚刷牙的习惯，牙刷可以选用儿童型号，刷毛比较柔软。

乳房将发生较大的变化，乳房逐渐膨大，初乳增多。产后 3—5 天会出现生理性乳房充血，因而产后一周内请避免进催乳饮食或大量汤水。等待充血期结束、乳腺管通畅后方可逐渐增加催乳食物，如鱼汤、酒酿、猪蹄汤等。

阴道分娩的产妇如果有会阴侧切，回家后伤口处每天可以用温开水清洗 1—2 次，并勤换卫生巾，如伤口在左侧，应多往右侧睡。剖宫产伤口每日用 75% 的酒精进行消毒，保持伤口干燥清洁。

婴儿啼哭的干扰、喂哺和照料孩子、应酬来访者、身心疲惫不堪等，可能造成一些新妈妈情绪剧烈波动。有些妈妈感到情绪低落、很委屈、很想哭、很伤感，这就是产后情绪低落。妈妈要学会跟着孩子的作息行事，即孩子睡，妈妈也睡；孩子饥饿时，就进行哺乳，其他事都由家人照管。

产后 6 周内是新妈妈易发生抑郁的时间，因此不仅要关注她的身体状况，还必须关注她的精神状况，防范抑郁症。一是为新妈妈创造良好环境，即住得舒适，吃得合理，并且身边有陪伴的人；二是鼓励新妈妈在没有围产期并发症的情况下尽量多活动，如干点家务，外出散步、晒太阳，与人聊天等，这些活动有助于新妈妈舒缓心情，保持精神愉快，并在活动中促进身体复原；三是新妈妈要保证足够睡眠，闲时少看手机、电视，多听音乐或闭目养神，以保持充沛精力，可以防止因精力不足而致情绪低落。但是，如果新妈妈感觉持续情绪低落，无法处理正常生活时，就应该寻求帮助了。

💡 专家敲黑板：

顺产妈妈和剖宫产妈妈的产后护理略有不同。新妈妈的身体和精神状况都应被关注。

108. 新妈妈的产后营养

 小 豆 丁：妈妈生我非常辛苦，一定要好好补一补。

 小 A 同学：补也有讲究。

 X博士解密：

产后一周内应选择吃清淡、易消化的食物。应以米粥、软饭、烂面、蛋汤等为主。不要吃过多油腻之物，如鸡汤、猪蹄等。

生产后短时间内避免过量进食热性活血的食物，如红糖、荔枝、桂圆、红枣、当归等，恶露干净之后可进食。

不宜一次进食过饱，可少量多次进食，在产后 1 个月内，宜一日多餐，每日餐次以 5—6 次为宜。

剖宫产后应选择高蛋白低脂肪食物，如鱼、虾、禽类（去皮），可促进伤口愈合，火腿虽在传统意义上被认为可促进伤口愈合，但因含大量食盐和亚硝酸盐类物质，不适宜产妇食用。

产后补血应选择动物肝脏、动物血，以每周 2 次、每次 50 克最佳。

每天保证 500 克新鲜蔬菜、200—400 克水果，补充维生素，预防便秘。

哺乳期母亲要坚持补钙，每天保证至少两杯牛奶（建议 500 毫升左右）。

专家敲黑板：

除了饮食补钙，妈妈还要经常晒太阳，从而避免因钙质大量流失而导致骨质疏松。

109. 新妈妈的产后运动

小 豆 丁：妈妈产后要尽快恢复，还需要
进行适当的产后运动噢。

小 A 同学：非常正确。

X博士解密：

新妈妈产后可以通过几节运动帮助产后恢复。

（1）深呼吸运动

仰卧，两臂伸直放在体侧，深呼气，收腹，然后吸气，放松，每组8—10次。

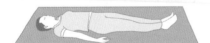

深呼吸——呼气

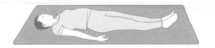

深呼吸——吸气

（2）提肛运动

仰卧，两脚交叉，两臂直放于身旁，进行提肛动作，每次5秒，10次为1组，每天做5组，直至产后4—6个月。

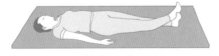

提肛运动

（3）踝关节运动

仰卧，两臂直放于身旁，两踝关节交替屈伸和旋转，两脚各8—10次为1组。

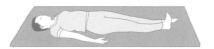
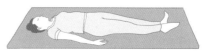

踝关节运动 1　　　　　　　　　踝关节运动 2

（4）膝关节运动

顺产：仰卧，两臂直放于身旁，两膝关节轮流屈伸，配合呼吸，8—10次为 1 组。产后两周后，可尝试腾空屈伸。

剖宫产：仰卧，两臂直放于身旁，两膝关节轮流屈伸，配合呼吸，8—10次为 1 组。产后两周后，可尝试并腿屈伸；四周后，可尝试并腿腾空屈伸。

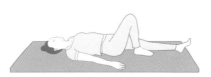
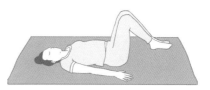

膝关节运动 1　　　　　　　　　膝关节运动 2

（5）骨盆运动

仰卧，配合呼吸骨盆后倾、臀部上抬，每次持续 3 秒，8—10 次为 1 组。

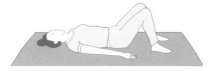
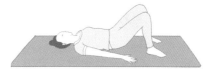

骨盆运动 1　　　　　　　　　骨盆运动 2

（6）仰卧抬臀

骨盆在抬高的位置左右侧倾，8—10 次为 1 组。

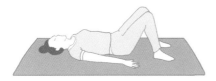
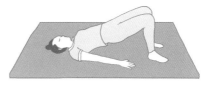

仰卧抬臀 1　　　　　　　　　仰卧抬臀 2

（7）仰卧起坐

仰卧屈膝，配合呼吸双手触膝 8—10 次为 1 组，然后左手触右膝、右手触左膝 8—10 次为 1 组（剖宫产两周后进行）。

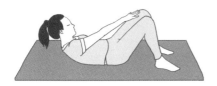

仰卧起坐 1　　　　　　　　　仰卧起坐 2

（8）俯卧放松运动

哺乳以后，下腹部垫一枕头，俯卧 30 分钟 1 次，做 2 次（剖宫产一周后进行）。保持下腹部垫一个枕头至 42 天（剖宫产增至 56 天）。

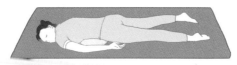

俯卧放松运动

💡 专家敲黑板：

妈妈产后不要长期平卧，可以适当活动，可促使恶露排出，有助于子宫的恢复。特别是顺产妈妈，产后可立即做提肛运动，帮助骨盆肌肉和子宫韧带恢复。

110. 建立母乳喂养

小 豆 丁：我出生以后就可以喝母乳吗？
应该怎么做呢？

小 A 同学：建立反射。

X博士解密：

母乳是宝宝最佳的天然营养品，充足的母乳是宝宝健康成长的保证，如何保持充沛的乳汁分泌，需要关注以下几点：

①宝宝出生后 30 分钟内要进行早接触、早吸吮，及早促进泌乳反射的建立。

②母婴同室，按需哺乳，并坚持夜间喂哺，24 小时内最好喂哺 8—12 次。

③掌握正确的喂哺技巧，喂哺时要让宝宝含入大部分乳晕。

④合理营养，保持好心情，充分休息。

专家敲黑板：

一开始宝宝可能会抗拒吸吮，妈妈可以挤出一点乳汁吸引宝宝。如非必要不用奶瓶。出生后三四天，宝宝就能很好地吸住乳头，吸吮有力，母乳喂养也会逐渐顺利。

111. 母乳喂养问题

小　豆　丁：妈妈刚开始喂奶，会遇到各种
问题，应该怎么解决呢？

小 A 同学：不要紧张。

X博士解密：

　　新妈妈刚开始喂奶，需要学习正确的喂奶姿势和方法，宝宝也有一个适应的过程，会遇到一些问题。但是不要气馁，也不用紧张，科学应对。

（1）溢奶

　　溢奶也叫吐奶，不是病态，属于生理现象。月子里的宝宝吐奶现象较为常见，因为宝宝的胃呈水平位，容量小，连接食管处的贲门较宽，关闭作用差，连接小肠处的幽门较紧，而宝宝吃奶时又常常吸入空气，奶液容易倒流入口腔，引起吐奶。其实只要注意以下几方面的问题，就可以防止宝宝吐奶。

　　①采用合适的喂奶姿势：尽量抱起宝宝喂奶，让宝宝的身体处于 45 度左右的倾斜状态，这样会比躺着喂奶减少发生吐奶的机会。

　　②喂奶完毕一定要让宝宝打个嗝：把宝宝竖直抱起靠在肩上，轻拍宝宝后背，让他通过打嗝排出吸奶时一起吸入胃里的空气，再把宝宝放到床上，这样就不容易吐奶了。

　　③吃奶后不宜马上让宝宝仰卧，而是应当侧卧一会儿，然后再改为仰卧。

　　④喂奶量不宜过多，间隔不宜过密。

　　⑤宝宝吐奶之后，如果没有其他异常，一般不必在意，以后慢慢会好，不会影响宝宝的生长发育。宝宝吐的奶可能呈豆腐渣状，那是奶与胃酸起作用的结果，也是正常的，不必担心。但如果宝宝呕吐频繁，且吐出呈黄绿色、咖啡色液体，或伴有发热、腹泻等症状，就应该及时去医院检查了。

（2）担心宝宝吃不饱

妈妈奶量充裕，宝宝能够吃饱的表现为：

①一般母亲在哺乳前常有乳房饱胀感，哺乳时有下奶感，能听到婴儿吸奶时的吞咽声。

②在两次哺乳之间，婴儿往往很安静。有满足感，眼睛明亮，反应灵敏。

③24小时内宝宝有大便1—2次，排尿次数超过6—8次，尿色淡黄。

④给宝宝称体重，每周体重增加超过125克，即每月应超过500克。

 专家敲黑板：

一般妇产科医院都设有母乳喂养指导门诊，在那里可获得专业的指导。

112. 新生儿的变化和护理

 小　豆　丁：出生以后，爸爸妈妈说我每天都在变样。我是怎么长大的呢？

小 A 同学：很有趣。

 X博士解密：

正常足月新生儿出生后体重大多为2.5—4千克，身长在50厘米左右，会响亮地啼哭，皮肤红润，呼吸有规律，四肢活动有力。出生后3—4天，体重下降，不超过自身体重的10%，7—10天会恢复至出生体重。到出生4周，宝宝体重平均增长0.8—1千克，身长平均增长2.5厘米。到产后42天检查时，宝宝的体重应该比出生时增加1.5千克以上，身长增加4—6厘米。

新生儿一般会在24小时内排大小便。新生儿排出的胎粪为墨绿色或黑色，

3 天之后转为正常的淡黄色，糊状，一般每日 3—5 次。母乳喂养的新生儿大便次数较多，人工喂养的新生儿大便次数较少、偏干，有时 2—3 天才排一次。

新生儿常在出生后 1—2 天内出现皮疹。皮疹呈大小不等、边缘不清的斑丘疹，散布于头面部、躯干和四肢，宝宝无不适感。皮疹多在 1—2 天内迅速消失。

50% 的新生儿还会出现呈针头样黄白色的粟粒疹，这是因皮脂腺堆积形成，大部分见于鼻和面颊部，不需治疗，在出生后第一个月内会自行消退。

新生儿受生理性黄疸影响，出生后 2—3 天出现皮肤发黄，4—5 天达到高峰，一周左右开始缓解，10—14 天消退。纯母乳喂养的宝宝可能出现延迟消退，一般不超过三周。如超过三周黄疸还未消退，或黄疸逐渐加重（四肢、手心脚心出现黄疸），应立即到医院儿保门诊检查。

新生儿需预防红臀：选用柔软平整的尿布，勤换尿布，便后需要用温水清洗小屁股，并涂护臀膏。

女婴出生后一周左右可能出现阴道少量出血，这是正常的现象，假月经持续 1—3 天会消退。男女婴儿都可能有乳房肿胀现象，这是因为母亲在妊娠期间雌激素分泌过多，通过胎盘进入了胎儿体内。新生儿乳房肿胀是一种常见现象，几周后就会好的，不需要进行任何治疗。

新生儿每天要睡 16—20 个小时，深睡时很少活动，平静，眼球不转动，呼吸规则。而浅睡时有吸吮动作，面部有很多表情，有时微笑、有时噘嘴，眼睛虽然闭合，但眼球在眼睑下转动。四肢有时有舞蹈样动作，爸爸妈妈不要去打扰他。

💡 专家敲黑板：

只要宝宝醒着，妈妈就应该和他亲切地说话，抚摸他，向他露出微笑，这就是亲子游戏，宝宝会很开心噢！

113. 新生儿脐部护理

 小 豆 丁：我在妈妈子宫里通过脐带和胎盘相连。出生后，医生会剪脐带，所以新生儿还要注意脐部的护理噢。

 小 A 同学：要消毒。

 X博士解密：

出生后三四天，宝宝脐部有结痂，有少量渗出液。肚脐愈合一般需要 10 天左右，所以宝宝出生后要注意做好脐部护理，预防感染。

①每日用酒精消毒脐部 2—3 次，用蘸有 75% 酒精的棉签从脐内向脐外周涂抹消毒。

②每天注意检查脐部有无渗血、有无脓性分泌物、脐周是否红肿。

③不用护脐贴、纱布或者护脐带包裹脐部，尿布不宜遮盖脐部，防止尿粪污染。

④如脐部有流水或脓性分泌物，脐周围皮肤红肿，甚至有发热、精神差、吃奶差等全身症状，应立即到医院诊治。

💡 专家敲黑板：

宝宝的脐部是突出来的，以后会由于身体内部脐血管的收缩，皮肤被牵扯、凹陷而成脐窝，也就是俗称的肚脐眼。

114. 新生儿湿疹的处理

小　豆　丁：听说湿疹很麻烦，还会影响我的颜值，我为什么会长湿疹呢？长了湿疹又该怎么办呢？

小 A 同学：多种因素。

X博士解密：

婴儿湿疹最早见于 2—3 周的婴儿，大多发生在面颊、额部、眉间和头部，严重时躯干、四肢也有。初期为红斑，以后为小点状丘疹、疱疹，很痒，疱疹破损，渗出液流出，干后形成痂皮。无论是吃母乳还是吃奶粉的孩子，都是有可能出现湿疹的。

（1）诱发湿疹的原因

①对含蛋白质的食物，如奶制品、牛肉、羊肉、鱼、虾、蛋等过敏。

②强光照射。

③肥皂、化妆品、皮毛细纤、花粉、油漆的刺激。

④遗传因素。

（2）湿疹患儿的日常护理

①尽量少用肥皂，除婴儿适用的擦脸油外，不用任何化妆品。

②不穿化纤、羊毛衣服，以柔软浅色的棉布为宜，衣服要宽松，不要穿、盖过多。

③避免抓破皮肤发生感染。

④头皮和眉毛等部位结成的痂皮，可涂消过毒的食用油，第二天再轻轻擦洗。

⑤在湿疹发作时，不可预防接种，以免发生不良反应。

⑥可在医生的指导下使用外用软膏和内服药物。

💡 专家敲黑板：

通常所说的奶癣也是一种湿疹，常发于脸部，也可遍布全身。奶癣发生时，不要用过热的水和肥皂洗脸，衣物不要穿太多或者包裹过热，母乳喂养的妈妈少吃辛辣刺激或好发的食物如海鲜等。奶癣严重时要及时就诊。

115. 婴儿抚触

小 豆 丁：听说做抚触对我很有好处，爸爸妈妈应该怎么做呢？

小 A 同学：有方法。

X博士解密：

（1）抚触注意事项

①注意室内温度和通风换气，避免室内空气污染。

②注意室内照明，避免刺激性的光源。

③防止噪声，避免影响婴儿的注意力。

④婴儿觉得疲劳时，需要休息，任何刺激均不适宜，待睡醒后再进行抚触；婴儿哭闹时应停止抚触。

⑤婴儿出牙时，面部按摩和亲吻可使脸颊肌肉放松。

（2）抚触顺序

前额—下颌—头部—胸部—腹部—上肢—下肢—背部—臀部。每个部位抚触 3—4 次。

①头面部——舒缓脸部紧绷。

• 永远的微笑

取适量婴儿油或婴儿润肤乳液，从前额中心处用双手拇指向上和往外推压，并在下颌部用双手拇指推压向耳前划出一个微笑状。

②胸部——顺畅呼吸系统。

• 交叉循环

双手放在婴儿两侧肋缘，右手向右斜上方滑至婴儿右侧肩胛，复原。左手以同样方法进行，抚摸时注意避开婴儿脐部。

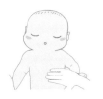

③腹部——有助肠胃活动。

• 顺时按摩

按顺时针方向按摩腹部，避免在脐痂未脱落前按摩该区域。

④上肢——增强灵活反应。

• 捏挤扭转，反反复复

将婴儿双手下垂，用一只手捏住其胳膊，从上臂到手腕处轻轻挤捏。

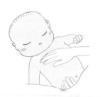

• 搓滚小手

在确保手腕部不受伤害的前提下，用四指按摩手背，并用拇指从手掌心按摩至指腹，并轻提指尖。

⑤下肢——增强运动协调能力。

• 捏挤扭转，反反复复

按摩婴儿的大腿、膝部、小腿，从大腿至踝部轻轻挤捏。

• 搓滚小脚

在确保脚踝不受伤害的前提下，用拇指从脚后跟按摩至足心，再至脚趾。

⑥背部——舒缓背部肌肉。

● 分分合合，上上下下

双手平放背部脊柱两侧，从颈部向下按摩至骶骨尾部。

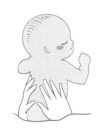

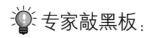 专家敲黑板：

　　肌肤接触是人类的基本需要，尤其是初生宝宝需要温柔的皮肤接触，当母亲用双手触摸孩子稚嫩的肌肤时，爱会通过手指传递给宝宝，而宝宝能在母亲的抚触中得到心理安抚、并感受到被爱的满足，这对宝宝的身心健康和人格发展是非常有益的。

116. 产后 42 天检查

小　豆　丁：什么是产后检查？要检查些什么呢？

小 A 同学：妈妈、宝宝一起查。

X博士解密：

　　很多妈妈对产前检查非常重视，但往往忽视了产后检查。其实产后检查也非常重要，它不仅可以对产妇孕期的合并症、并发症进行跟踪、随访，如妊娠高血压、妊娠糖尿病等，也可以让产妇了解身体器官的恢复情况，还可以获得哺乳期必要的避孕知识和产后康复的相关知识。同时，产后 42 天检查还包括对此时的宝宝全面检查。

（1）产妇的产后检查的内容

①血压：尤其对妊娠期高血压的产妇，产后测量血压非常重要。一般由妊娠引起的高血压在产后应逐渐恢复正常。若产后 12 周血压仍不能恢复正常，应考虑原发性高血压的可能，应进一步诊断治疗。

②体重：产后体重下降的程度与孕期体重增加的程度非常密切。孕期体重增加得越多，产后体重下降的幅度越大。此外，体重下降的多少与产后开始工作的早晚有关。

③妇科检查：一可以了解产妇伤口愈合情况，二要检查产妇的生殖系统恢复情况，例如阴道是否有炎症、有无粘连，恶露是否干净（如恶露未净则应推后妇科检查，若两月仍未干净则应去妇科做进一步检查），此外还要检查子宫复旧等情况。

④乳房检查：了解有无疼痛、肿块，以及乳汁分泌情况，并进行必要的指导。

⑤对合并有内科疾病的产妇，应建议到内科门诊做详细检查。

⑥对妊娠期患有相关疾病者，如贫血、高血压等相关疾病时，产后要进行血、尿常规检查。

（2）新生儿 42 天检查内容

①体格发育情况：身高、体重、头围、胸围测量及评估，了解宝宝的营养状况。

②神经心理发育状况：宝宝抬头、四肢神经肌肉、关节情况。

③心、肺、腹、脐带、外生殖器官发育状况。

通过对宝宝生长发育情况做全面的检查，医生将进行全面评估，并对孩子的饮食、疾病及日常生活各方面提出指导性的建议。

💡专家敲黑板：

产后 42 天，大部分的妈妈都恢复到孕前的状态了。妈妈会观察到笑容越来越多地出现在宝宝的脸上，他的笑逐渐从原来的无意识状态变成有意识的行为，宝宝已经能够把目光集中在一个物体上，而且开始喜欢图案、颜色和形状更复杂一些的东西。

117. 新生儿预防接种

小　豆　丁：宝宝一出生就要预防接种了吗？

小 A 同学：是的。

X博士解密：

新生儿期接种包括预防结核病的卡介苗和预防乙型肝炎（后简称乙肝）的乙肝疫苗，卡介苗和乙肝疫苗可在出生后 24 小时内接种。如果母亲已确诊乙肝，新生儿出生后可注射乙肝免疫球蛋白，出生体重低于2.5千克的新生儿，应延迟接种疫苗。

分娩医院会发放宝宝的预防接种卡，在医院接种疫苗后，接下来的预防接种按要求在社区完成。宝宝满月后，需要进行乙肝疫苗的第二针接种，请带好预防接种卡、宝宝出生证明或者户口本到居住地附近的社区卫生服务中心进行预防接种。

专家敲黑板：

宝宝打过预防针后，需要在接种点观察半小时再回家，接种医生也会提醒家长注意事项。一般来说，家长应注意不要弄脏、弄湿注射部位，以预防感染，当天不要洗澡。皮下接种后的 24 小时内，接种部位可出现红肿、热、痛现象，一般不需特别处理，但要注意不要让宝宝搔抓注射部位。如 2—3 天后，局部症状仍未消失，或症状加重，应及时就医。

第三节

小豆丁的三级护盾

小豆丁：

出生以后，我要筑起三级护盾了。那什么是三级护盾呢?

小 A 同学：

及时诊断!

X 博士：

出生后，要及时对新生儿进行检测诊断，对有风险的新生儿采取合适的治疗和康复措施。

118. 新生儿遗传代谢病筛查

小 豆 丁：听说我出生后，需要做一个新生儿遗传代谢病筛查，这是什么检查呢？

小 A 同学：有点复杂。

X博士解密：

让我来告诉大家吧！新生儿遗传代谢病筛查，是在新生儿出生后的几天里，采一点血，放到仪器上，去测定特异代谢物，来筛查遗传代谢病的过程。这个筛查，是让有遗传代谢病的新生儿在临床症状出现之前得到诊断和治疗的重要手段。

新生儿筛查是当今国际上早期发现罕见遗传病患儿的有效措施，在出生缺陷的防控措施中，是效果显著、成本效益最佳的措施之一。

专家敲黑板：

将来还会有更多方法来做这个新生儿遗传代谢病筛查，比如将高通量基因测序引入新生儿筛查，更有效地降低出生缺陷。

119. 先天性耳聋如何筛查

 小 豆 丁：先天性耳聋听着让人有点怕怕的，有可能发生在我身上吗？

 小 A 同学：别怕，可以筛查。

 ## X博士解密：

（1）什么是先天性耳聋

先天性耳聋是指出生时或出生不久后即出现听力障碍，人群发病率为1‰—3‰，是耳鼻喉科的常见疾病。根据病理类型可分为传导性耳聋、感音神经性聋和混合性聋。

传导性耳聋指的是外耳、鼓膜、听小骨等部位的病变，导致声波在传递到耳蜗之前受到影响引起的耳聋；感音神经性聋则指的是耳蜗、听神经、大脑等部位病变，声音的感受分析出现问题引起的耳聋；混合性聋则指的是两种病变均存在的耳聋。先天性耳聋绝大部分都是感音神经性聋。

（2）引起先天性耳聋的原因有哪些

引起先天性耳聋的原因可以分为非遗传因素和遗传因素两大类。

非遗传性耳聋是指患儿在胚胎发育期、临产期或分娩期受到母体感染、中毒或外伤等病理因素的影响而引起的听力障碍。具体包括：在怀孕期间使用特殊药物，如氨基糖苷类抗生素、利尿剂等；在怀孕期间受到梅毒螺旋体、病毒、细菌感染等；在分娩过程中使用产钳不当造成新生儿颅脑外伤等原因。

遗传性耳聋可以分为综合征型耳聋和非综合征型耳聋。根据遗传方式的不同，非综合征型耳聋又可以分为常染色体显性遗传性耳聋、常染色体隐性遗传性耳聋、X连锁遗传性耳聋和线粒体遗传性耳聋等。

（3）如何进行先天性耳聋的筛查

①新生儿听力筛查。

初步筛查过程（初筛）：即新生儿出生后 3—5 天住院期间的听力筛查。

第二次筛查过程（复筛）：出生 42 天内初筛"没通过"或"可疑"的婴儿，需进行第二次筛查。初筛已经"通过"，但属于听力损失高危儿的，也需要进行听力复筛。

②听力障碍高危因素。

• 住新生儿重症监护病房（NICU）达 48 小时及以上者；

• 出生时早于孕 26 周，或出生体重低于 1.5 千克的新生儿；

• 患高胆红素血症的新生儿；

• 有感音神经性和（或）传导性听力损失相关综合征的症状或体征者；

• 有儿童期永久性感音神经性听力损失的家族史者；

• 颅面部畸形新生儿，包括小耳症、外耳道畸形、唇腭裂等；

• 孕母宫内感染者，如巨细胞病毒、疱疹、弓形体病等；

• 母亲孕期曾使用过耳毒性药物者；

• 出生时有缺氧窒息史者，即新生儿评分（Apgar 评分）为出生后 1 分钟 0—4 分或出生后 5 分钟 0—6 分；

• 机械通气 5 天以上者；

• 细菌性脑膜炎患者。

③听力初筛和复筛方案。

• 正常分娩：用筛查型耳声发射仪（OAE）或自动听性脑干反应仪（AABR）作为一线初筛工具。所有新生儿在出院前均应接受听力初筛，未通过初筛的新生儿应在出生 42 天内进行复筛。复筛时一律双耳复筛，即使初筛时只有单耳未通过，复筛时亦应复筛双耳。复筛仪器同初筛仪器。

• 入住新生儿重症监护病房的新生儿及婴儿：病情稳定，出院前应施行 AABR 筛查，以免漏掉蜗后听力损失（如听神经病）。未通过 AABR 测试的婴儿，应直接转诊到听力中心复筛，并根据情况进行包含诊断性听性脑干反应（ABR）在内的全面听力学评估。

• 在 1 月龄内再次住院治疗的婴儿（无论住新生儿重症监护病房或普通

病房）：当伴有迟发性听力损失的可能时（如患有换血指征的高胆红素血症或血培养阳性的败血症等），出院前应复筛听力。

医生在听力筛查时除力求发现已经存在的听力损失外，还会通过分析病史和家族史，了解婴儿是否有迟发性听力损失的高危因素，发现可疑的，则会建议对其听力进行定期跟踪和随访。

据统计，约 60% 的耳聋与遗传因素有关。耳聋人常相互通婚，增加了下一代患病的风险。即使是正常人群，耳聋基因携带率也有 5%—6%。"防患于未然"胜过"亡羊补牢"，为有效降低遗传性耳聋的发生率，随着人们对遗传性耳聋的逐步认识，耳聋基因检测也越来越普遍，在防聋工作中发挥着重要作用，也为后代的优生优育提供了遗传咨询依据。

专家敲黑板：

新生儿及婴幼儿听力早期检测及干预项目包括听力筛查、诊断、干预、随访、康复训练及效果评估，是一项系统化和社会化的优生工程。如能对明确诊断为永久性听力损失的婴儿在出生 6 个月内进行科学干预和康复训练，绝大多数可以回归正常生活。

120. 发育性髋关节异常筛查

小　豆　丁：什么是发育性髋关节筛查？怎么筛查？

小 A 同学：B 超最好。

X博士解密：

"发育性髋关节异常"原名"先天性髋关节脱位"，是儿童跛行最常见的原因之一，如果不及时进行早期诊断和治疗，将影响孩子正常行走，甚至造成肢体的终身残疾。

以往，医生通过体检观察臀纹变化来判断髋关节是否存在异常，此方法容易误诊；传统 X 线摄片诊断对婴儿有一定的辐射影响；现在推荐使用无创 B 超筛查诊断方法，安全、可靠、迅速。

发现了婴儿髋关节异常，关键是早治疗，越早越好，3 岁以前治疗简单而且效果好，可完全恢复正常：

① 在新生儿期发现可用支架固定。

② 2 岁以下可做手法固定、石膏固定。

③ 2—3 岁可在牵引后再手法固定。

④ 3—7 岁需要手术切开复位。

⑤ 8 岁以上即使手术也效果不佳，可能造成永久性跛行。

专家敲黑板：

根据婴儿发育过程的特点，在出生后最好能做 2—3 次 B 超筛查，以动态了解髋关节发育情况。如早期经 B 超筛查发现有轻度的发育欠佳者，更需要加强髋部的被动运动，如腿部伸展练习，以促使髋关节的发育，B 超动态随访是极为重要的。

腿部伸展练习方法一：宝宝仰卧，家长双手扶宝宝的小腿近膝盖处，使宝宝的大腿似"青蛙腿"90 度外展，向双侧打开；家长尽量顺势压腿，使宝宝的腿打开贴近床面。

腿部伸展练习方法二：宝宝仰卧，家长双手扶宝宝的小腿近膝盖处，使宝宝的大腿绕髋关节进行旋转。家长尽量顺势加大幅度。

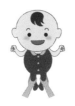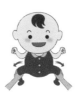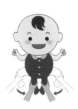

121. 小豆丁达标了吗

小 豆 丁：出生后，我怎么知道自己的生长发育有没有达标呢？

小 A 同学：定期体检。

X博士解密：

出生后 42 天回分娩医院体检后，宝宝将在 4 个月、6 个月、9 个月和 12 个月时前往社区卫生服务中心进行常规体检。医生会将检查情况对照各项生长发育指标，做出判断，给出建议。若有发育异常，会建议家长前往相应的专科就诊。

专家敲黑板：

宝宝生长发育标准包括以下几个方面：

（1）体格生长

　　①一般规律。

　　• 宝宝出生后 1 年内处于快速生长状态，且不同月龄阶段的生长速度是不同的。

• 宝宝出生时头大、身体小、四肢短，头的高度接近整个身体的四分之一。接下来四肢和躯干增长迅速，到1岁时头的高度约为整个身体的五分之一。

• 宝宝的体格生长虽然有一定的规律可循，但还是具有很大的个体差异，毕竟每个宝宝都有独特的遗传背景和环境因素。因此，宝宝体格生长是否正常不能参考一个绝对值，是否符合自身水平的增长速率才是适合的评判标准。

②体格生长常用指标。

• 体重——体重是反映宝宝营养状态的重要指标。新生儿的出生体重平均为3.3千克，男宝宝和女宝宝的差别并不大。1岁内的体重增长"加速度"并不一致，刚出生的3个月增长较快，后逐渐减缓。

• 身长——身长是指仰卧位时宝宝头顶至足底的长度，也是体格生长的重要指标。新生儿出生时身长平均为50厘米，和体重类似，不同月龄的身长增长"加速度"也不一样。

• 头围——头围是脑和颅骨发育程度的指标。新生儿出生时头围平均34厘米，出生42天时约37厘米，至1周岁时头围平均46厘米。

• 胸围——胸围反映胸廓及肺的发育程度。新生儿出生胸围大约比头围小1—2厘米，平均约为32厘米并呈现圆筒状，至出生12个月时，胸围约等于头围，且横径大于前后径。

（2）神经、心理与行为发育

在学习育儿知识时，家长经常会看到神经心理发育、心理行为发育、行为发育等名词，发现神经、心理、行为这三个名词经常被组合在一起，有些扰乱我们的思维，那这三者到底是什么关系？

我们首先来了解一下儿童心理发育，它包括了感知觉（视觉、听觉、皮肤感觉等）、动作、语言、注意、记忆、思维、情绪、社会性等方面。在婴幼儿期，心理发育进展绝大多数通过日常行为呈现，所以在婴幼儿期也称为行为发育，二者紧密联系、相互交融，而它们的生理基础就是神经系统的逐渐成熟，尤其是脑的发育。概括地讲，就是神经发育使宝宝有了心理活动，并通过行为来表现出来。

①新生儿期（出生后0—28天）心理行为发育特点。

　　新生儿的出生即代表着心理现象的出现，通过感受各种内外刺激做出相应行为反应的能力是与生俱来的。然而，新生儿的大脑虽然处于快速发育阶段，但由于神经元之间的通路较少，所以新生儿的行为表现通常是泛化且不自主的，比如喝奶时出现下颌或者肢体快速颤动，这并不是所谓的"惊风"或者"缺钙"，而是新生儿期行为的特征。

　　在运动发育方面，新生儿阶段的运动都是全身性的，比如排便时全身用力，哭闹时全身扭动，听到声音时全身活动等。

　　在感知觉发育方面，新生儿出生后就具备一定的感知觉能力，比如视觉、听觉、味觉、嗅觉、触觉等。新生儿出生后视觉较弱，且多呈现轻微远视，对光的反应也不是那么敏感，但可以对简单的几何图形进行追视，并对人脸产生兴趣且更喜欢妈妈的脸。新生儿对人声比较敏感，有时在家人谈话时会进行注意，比如在新生儿身旁说话时，觉醒状态下的新生儿会转头面向声源，有时甚至会用眼睛寻找声源。新生儿具有良好的味觉，天生喜甜，并对甜度较高的糖水表现出更强的吸吮力和更多的进食量，同时拒绝苦味、酸味。新生儿的嗅觉发育也很快，有位学者做了一个实验，在新生儿头部两侧分别放置自己母亲的奶垫和他人母亲的奶垫，观察新生儿对不同气味的反应，结果显示新生儿出生6天后就已经能够闻出自己母亲的气味了。新生儿对触觉敏感，皮肤是人体最大的感觉器官，通过充满爱意的抚摸，宝宝能够安静下来，这是通过触觉获得安慰的表现。

　　②婴儿期心理行为发育特点。

　　婴儿期是心理行为发育的快速时期，其运动能力、感知觉能力迅速提升，妈妈们几乎每天都有新发现。婴儿期心理行为还涉及更多语言、认知、情绪、社会性等方面内容。

附 录

0—12 各月龄宝宝
生长发育表现和
亲子互动建议

1月龄的小豆丁

体格生长

各月龄婴儿体格生长参考值来源为中华人民共和国国家卫生健康委员会2022年9月19日发布、2023年3月1日起实施的《7岁以下儿童生长标准》（WS/T 423—2022），此处显示中位数（P_{50}）。

月龄	体重（千克）		身长（厘米）		头围（厘米）	
	女	男	女	男	女	男
出生	3.3	3.5	50.3	51.2	33.9	34.3
1月	4.3	4.6	54.1	55.1	36.3	37.0

神经心理行为发育

1. 全身无规律动作，俯卧位勉强抬头，手握拳。
2. 所有的活动都是全身的，对特殊的刺激不产生特殊的反应。
3. 眼球的运动不协调，在视线范围内能注意亮光和物体。
4. 听见声音时增加活动并凝视。
5. 对苦味和酸味表示拒绝。
6. 能够辨别母亲的气味。
7. 喉部发出声音。
8. 当不舒服时会剧哭，但无眼泪。
9. 舒服时会立即表示满意。
10. 哭吵的特征随环境而变。
11. 当看见人的面部时活动减少。
12. 被成人抱着或听成人讲话时，表现安静。
13. 被抱着时，表现出特征性的姿势（如紧紧蜷曲像只小猫）。

亲子互动建议

1. 抚触：出生后，待生命体征稳定，即可对宝宝进行抚触。抚触前，家长应洗净双手、剪去指甲、取下饰物并温暖双手，将准备好的婴儿润肤油涂在双手上，注意润肤油不能滴入宝宝眼睛。抚触时，宝宝仰卧，从头面部、胸部、腹部、四肢、手足到背部进行抚触，力度从轻到重，让宝宝慢慢适应，并揉搓大肌肉群，避开乳头、未愈合的脐部和胃部。

2. 手脚按摩：手脚按摩可促进手足血液循环，发展宝宝的触觉。给宝宝进行手部按摩，可边按摩边念儿歌："大拇哥、二拇弟、中咕噜、四小弟，还有一个小咪咪。我们是快乐的五兄弟。"给宝宝进行足部按摩，按摩中要注意力度的控制。

手脚按摩

手部按摩：

（1）用双手拇指从掌根处起，沿"V"字形向上抚摸至各指尖，再揉捏各指端。

（2）大拇指在宝宝的手心画圈。

（3）用双手拇指在宝宝手背来回搓动，让其手放松。

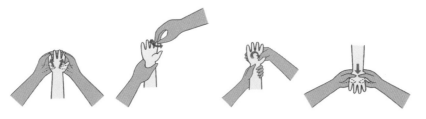

脚部按摩：

（1）抓：左手托宝宝的脚踝，右手四指与拇指对掌，自上而下抓宝宝的足底。

（2）刮：左手托宝宝的脚，右手侧面似小刀状自上而下刮宝宝的足背。

（3）摸：左手托宝宝的脚踝，右手呈"C"字形，四指放宝宝脚背，拇指在宝宝脚心顺时针打圈。

（4）揉：用双手拇指从足跟处起，沿"V"字形向上抚摸至各趾尖，再揉捏各趾端。

（5）敲：左手托宝宝的脚，右手握拳状敲打足跟及足底。

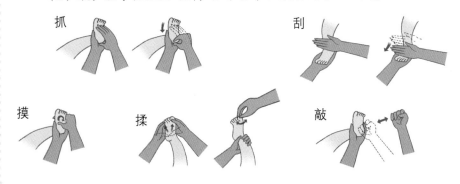

3. 视觉刺激：使用红球或黑白几何图卡，在距离宝宝眼睛 20 厘米处缓慢左右移动，进行追视训练。

4. 听觉刺激：使用柔和、动听、有节律变化、有音调变化的声音进行刺激，如小沙锤、摇铃、温柔的语言、音乐等。

5. 俯卧抬头：满 4 周后可开始俯卧练习，要求在吃奶前 1 小时，空腹、觉醒状态下进行，俯卧的床面要平坦、舒适，但是不要太软，用语言和玩具引导宝宝抬头。进行训练时可在宝宝胸下经双侧腋下垫一个小枕头，双上肢放于枕前，高度为双肘屈曲时双手能触及床面。

2 月龄的小豆丁

体格生长

月龄	体重（千克）		身长（厘米）		头围（厘米）	
	女	男	女	男	女	男
2 月	5.4	5.8	57.7	59.0	38.2	39.1

神经心理行为发育

1. 俯卧短暂抬头，臀、头同高。

2. 扶坐头部可稳定支撑 10 秒。

3. 手半握拳或放松，能自己伸展手指或握拳。

4. 能握住物体片刻，物体掉落时不会寻找。

5. 手在胸前时自己看手玩。

6. 追视物体可转头 90 度。

7. 会用眼寻找声源。

8. 两眼短暂地随物体移动。

9. 喜欢看正常人脸，不喜欢看将五官颠倒摆放的脸谱。

10. 对新的声音和新的环境开始察觉。

11. 能安静躺着听音乐。

12. 给予刺激会微笑。

13. 对不同的原因有不同的哭吵声。

14. 高兴或烦躁时四肢舞动。

15. 发出和谐的声音（"呃""呜"等）。

16. 和他说话时偶尔能出声应答。

17. 处于喂养姿势时会开始吸吮运动。

亲子互动建议

1. 继续 1 月龄的抚触、视觉刺激、听觉刺激、俯卧位抬头训练。

2. 学做被动操：宝宝满月后，可尝试学做被动操，以放松肌肉、改善关节活动、促进神经系统发育。做操时，宝宝仰卧，家长跟着节拍给宝宝做被动操，每节可先做两个八拍，熟练后每节做四个八拍。

宝宝被动操

第一节：两手胸前交叉

双手握住宝宝的手腕，让宝宝握住家长的大拇指，把宝宝的双臂放于身体的两侧。第一拍将宝宝的双手向外伸展与身体呈 90 度，掌心向上，第二拍将宝宝的手臂向胸前交叉（两臂外展时可帮宝宝稍用力，胸前交叉时动作可轻柔些）。

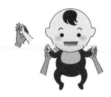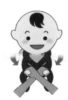

第二节：伸屈肘关节

第一拍将宝宝的左臂肘关节前屈，第二拍将宝宝左臂肘关节伸直还原；第三拍将宝宝的右臂肘关节前屈，第四拍将宝宝右臂肘关节伸直还原（屈肘关节时，宝宝手触肩膀，尽量靠近身体，伸直时不要用力）。

第三节：肩关节运动

第一、二、三拍握住宝宝左手贴近身体，以肩关节为中心由内向外做圆形的旋转肩关节的动作，第四拍还原；第五到八拍换右手（动作须轻柔，不可用力拉宝宝两臂，以免损伤肩关节及韧带）。

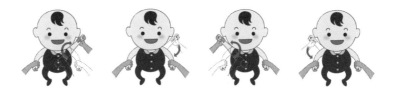

第四节：伸展上肢运动

第一、二拍同第一节，第三拍将宝宝两臂上举过头，掌心向上，第四拍还原（上举两臂与肩同宽，动作轻柔）。

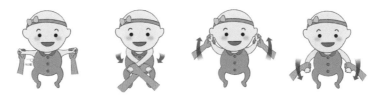

第五节：伸屈踝关节

左手握住宝宝踝部后侧，右手握住宝宝足前掌，第一拍将宝宝足尖向上，屈踝关节，第二拍将宝宝足尖向下，伸展踝关节（屈伸动作要求自然，勿过度用力）。

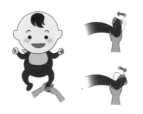

第六节：两腿轮流伸屈

两手分握宝宝小腿，不要抓得太紧，第一拍屈宝宝左膝关节，使膝靠近腹部，第二拍伸直左腿；第三、四拍屈伸右膝关节（模仿骑自行车动作，屈膝时稍用力，伸直时放松）。

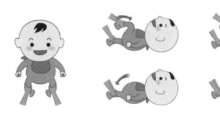

第七节：下肢伸直上举

两脚掌心向下，握住宝宝的两膝关节。第一、二拍将下肢伸直上举呈 90 度，第三、四拍还原（下肢伸直上举时，臀部不离开桌面或床面，动作轻缓）。

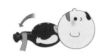

第八节：转体 90 度运动

宝宝仰卧，两臂屈曲放在胸前。第一、二拍右手扶宝宝胸前，左手垫于宝宝颈背部，轻轻将宝宝从仰卧转为侧卧，第三、四拍还原。家长换手辅助，使宝宝转向对侧。

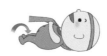

3月龄的小豆丁

体格生长

月龄	体重（千克）		身长（厘米）		头围（厘米）	
	女	男	女	男	女	男
3月	6.2	6.8	60.8	62.2	39.5	40.5

神经心理行为发育

1. 头位于中线。

2. 当俯卧位时，抬头更稳，下颌及两肩离开桌面，体重由两前臂支撑，有的可以做到挺胸抬头。

3. 头竖直时间延长，有时能转头向四周张望。

4. 当支撑坐位时，背屈，两膝弯曲。

5. 躺着时能从仰卧位自动翻转到侧卧位。

6. 有目的地抓物，不再有握持反射。

7. 能在面前握住两手，并凝视两手。

8. 玩弄手和手指，手指进一步放松。

9. 醒来时会挥动小手，接着能长时间吸吮自己的手，有时还能看自己的手指一段时间。

10. 双手可接触在一起，看到物体手臂舞动，企图触摸玩具。

11. 手握玩具时可放进口内探索。

12. 能发出响亮的笑声，如"咯咯""咕咕"和轻笑声。

13. 会被逗弄发笑，有时会发出"啊""喔"的声音或喃喃细语，好似与爸爸妈妈谈话。

14. 对自己发出的声音表示愉快。

15. 能寻找物体但找不到。

16. 听觉视觉都更加灵敏。

17. 两眼能随物体从一边转到另一边（180 度）。

18. 迅速地看物体，两眼视物协调。

19. 能忍受短时间喂哺的停顿。

20. 喂食能张嘴。

21. 看见母亲的脸会笑。

22. 哭的时间减少。

23. 能拉扯自己的衣服。

24. 知道喜欢和不喜欢，比如喜欢亲喂而不喜欢瓶喂。

亲子互动建议

1. 抗重力直立模式：宝宝仰卧位，家长握住其前臂上部，使其双肩胛带内收，逐渐抬高躯干至 90 度，保持一会儿之后缓慢向仰卧位的方向放回。在抬高和放回过程中，尽量使宝宝头部和躯干保持一直线。

2. 卧位训练：在俯卧位抬头时，鼓励宝宝用肘支撑将胸部抬离床面。

3. 侧身训练：家长一手牵住宝宝的手，另一手轻推肩部至变为侧卧位，完成由头、颈、躯干、骨盆的侧身过程。

4. 平衡训练：取一条被单，将宝宝仰卧位放置其上，两位家长分别抓住被单两头进行小幅度左右摇荡。还可以让宝宝在肘支撑时，进行左右重心移动的平衡训练。

5. 手眼协调及抓握训练：仰卧位或倚坐位时，使用小玩具先让宝宝注视，然后在宝宝的注视下，将小玩具逐渐移动至宝宝的小手，轻轻触碰宝宝手指，诱发手指分开进行主动抓握。

6. 语言刺激：多和宝宝面对面说话，看着他的眼睛，用微笑、略带夸张的表情、略高的声调和宝宝互动。

4 月龄的小豆丁

体格生长

月龄	体重（千克）		身长（厘米）		头围（厘米）	
	女	男	女	男	女	男
4 月	6.9	7.5	63.3	64.8	40.6	41.6

神经心理行为发育

1. 头能稳定地竖直，俯卧位时使头和肩成 90 度，竖抱时可以保持头部稳定。

2. 俯卧时能用前臂支撑胸部并抬起头。

3. 逐渐能从仰卧位翻身到侧卧位或俯卧位。

4. 会将两手放在一起，并相互玩弄。

5. 能从成人手里拿玩具。

6. 会注视自己的手。

7. 能抓住玩具并把玩具准确放入口中

8. 自言自语，"咿呀"不停，高兴时发出尖叫。

9. 对成人的话有反应。

10. 对周围事情感兴趣时立即微笑。

11. 开始与别人玩。

12. 会注意人的声音，能认出母亲和熟悉的人物。

13. 视觉功能已经比较完善了，能逐渐聚焦于较远的对象，开始出现主动的视觉集中，并开始形成视觉条件反射，如看到奶瓶会伸手去要。

14. 已具有正确的颜色知觉。

15. 能注意镜子中的自己。

16. 对逼近物体有明显躲避反应。

17. 听到声音能愉快转头，开始积极地"倾听"音乐，比较喜欢听愉快的和优美的音乐,听音乐时总伴有身体的反复运动,但运动和音乐还不能同步,显得不协调。

18. 看见玩具时会表示高兴。

19. 向母亲伸手要抱。

20. 在成人逗引时能笑出声音。

亲子互动建议

1. 翻身练习：家长和宝宝一起进行翻身练习,不但可以让宝宝学习并感觉体位变化,还可以锻炼颈部及腰背部的肌肉。翻身练习有两种方法：让宝宝双手放于胸前,家长手扶宝宝颈肩部轻推,帮助宝宝翻过身来；或家长手持宝宝小腿,宝宝向左翻身时,将宝宝右腿跨过宝宝左腿,向右则反之,使宝宝以自己的力量做翻转。宝宝转体翻身后,让宝宝双手置于胸前撑起。平时练习转体翻身的时候两侧均要练习,尤其是翻得不熟练的一侧更要多练。

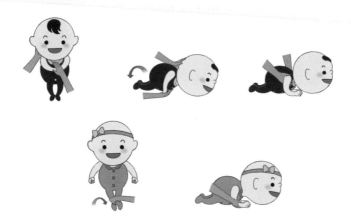

2. 伸手抓一抓：用宝宝感兴趣的玩具吸引宝宝,让他在伸手抓物中发展手眼协调能力及空间的感知觉能力。练习方法有三种：宝宝仰卧,将玩具置于宝宝视线及上肢可触及的范围内,引导宝宝主动抓握,并在宝宝抓住后不要立即放手,轻轻拉一会儿,锻炼宝宝的抓握力；家长将宝宝抱于胸前,同样将玩具置于视线及上肢可触及范围内,引导宝宝抓握；结合翻身练习,还

可以通过玩具逗引他自己翻身或在家长帮助下翻身成俯卧位，趴着练习伸手向前抓物的动作。俯卧抓握最难，玩具不要放太远。

3. 靠坐及坐位平衡训练：让宝宝靠坐于沙发角落或者有扶手的软椅上，保持一段时间。坐位平衡训练时，家长双手扶于宝宝躯干两侧，将处于坐位的宝宝进行左右前后的缓慢晃动。

5 月龄的小豆丁

体格生长

月龄	体重（千克）		身长（厘米）		头围（厘米）	
	女	男	女	男	女	男
5 月	7.4	8.0	65.3	66.9	41.5	42.5

神经心理行为发育

1. 能比较熟练地从仰卧翻到侧卧位，再翻到俯卧位。

2. 坐时背能竖直。

3. 在帮助下能直立。

4. 想爬，但俯卧位时因腹部不能抬高，所以爬行受到限制。

5. 可以背靠着坐片刻，独坐时身体前倾。

6. 喜欢趴着抬头挺胸环顾四周。

7. 仰卧时可抬起双脚蹬踢。

8. 用手一把抓物，伸出一只手，并能抓住玩具，但不够精确。

9. 在手所能及的范围内抓住物体，并将物体放入口内。

10. 喜欢手摸、摇晃、敲打东西。

11. 发出高兴或不高兴的声音，咿呀学语，自言自语。

12. 能听懂责备与赞扬的语气语调。

13. 能发出喃喃的单音节。

14. 能注视掉落的玩具。

15. 玩脚趾，撕纸片。

16. 喜欢望着镜中人笑。

17. 喜欢玩藏猫猫。

18. 奶瓶和小勺能引起他们的注意。

19. 害怕陌生人。

20. 在澡盆内泼水。

21. 开始认人，能认识妈妈，能辨认出妈妈的声音，听见妈妈的声音表示高兴并发出声音，当父母离开时会转头和眼寻找。

22. 对周围的人持选择态度，知道认生，不喜欢陌生人抱。

亲子互动建议

1. 坐位训练：开始尝试手支撑坐位训练，宝宝双腿分开，身体前倾一些，用手掌支撑于床面保持稳定。在能够保持支撑坐位一段时间后，可以向两侧推动宝宝的躯干，以强化坐位平衡能力。

2. 主动抓握训练：此时抓握训练应该以坐位进行，将玩具放在宝宝身体前方区域，通过远近、高低的变换，吸引宝宝伸手抓握。

3. 语言刺激：面对面说话，语调仍然需要夸张一些，经常说一些双音，如"妈妈"，记得发音时显示完整的口形过程。

6月龄的小豆丁

体格生长

月龄	体重（千克）		身长（厘米）		头围（厘米）	
	女	男	女	男	女	男
6月	7.8	8.4	67.1	68.7	42.2	43.4

神经心理行为发育

1. 俯卧位时，手臂伸直，用手支持身体重量，胸及上腹部能离开床面或桌面。

2. 仰卧位时会用手拉去盖右脸上的布。

3. 在坐下之前已将头抬起。

4. 除能俯卧翻身外，还能仰卧翻身。

5. 有爬的愿望。

6. 扶立时能支撑身体大部分重量，能独坐片刻。

7. 大人扶着站立时，两腿会做跳的动作。

8. 伸出双手举起。

9. 将物体从一手传到另一手。

10. 用手指抓物体，会用双手同时握住东西。

11. 能摇发响的玩具，抓悬挂的玩具。

12. 会扔、摔东西，会用玩具猛敲桌子。

13. 试图捕捉并拍打镜中人。

14. 咿呀学语，能清楚地发出某些音节。

15. 能无意发出"爸""妈"等音，同时发出比较复杂的声音，如"啊、呃、咿、喔、呜"等，好像要说话。

16. 发出不同声音表示不同反应。

17. 会用身体动作表示想到外面去玩。

18. 能寻找掉落的玩具。

19. 如果手里有玩具，当给另一个玩具时，会扔掉手里的取另一个玩具，也可以拾起扔下的玩具。

20. 开始选择喜欢的食物。

21. 被逗引时会哭。

22. 独自高兴地玩摇摆物体。

23. 当有人进入房间时能注视。

24. 对一个人单独在一处或别人拿走他的小玩具表示反对。

25. 开始能理解成人对他说话的态度，并开始感受愉快或不愉快的感情。

26. 要东西，拿不到就哭。

27. 开始害羞、大笑。

28. 对陌生人表现出惊奇、不快，把身体转向亲人。

亲子互动建议

1. 继续坐位训练和主动抓握训练。

2. 语言刺激：与宝宝面对面坐着，给宝宝看各种动物玩具，同时根据不同动物玩具变换说话的声音、声调，叫宝宝的名字或模仿小动物的叫声，逗引发音。

7 月龄的小豆丁

体格生长

月龄	体重（千克）		身长（厘米）		头围（厘米）	
	女	男	女	男	女	男
7 月	8.1	8.8	68.7	70.3	42.9	44.0

神经心理行为发育

1. 能自己吃饼干。

2. 有目的地向前移动身体。

3. 抓取自己想要但够不到的东西。

4. 靠着能坐稳，维持 30 分钟。

5. 能独立直腰坐 1 分钟。

6. 扶立时，膝关节略微弯曲，可做蹬跳动作。

7. 能很熟悉地将东西从一手传到另一手。

8. 拿第二块积木时，可以不扔掉第一块。

9. 能稳稳地握住杯子。

10. 能伸出一只手取物。

11. 听到自己名字时有反应。

12. 会发出欢叫声、尖叫声，会发出"嗒""叭"等声；哭叫时发出"嗨、嗨、嗨"声。

13. 能模仿咳嗽声、舌头弹响声、咂嘴。

14. 语言发展迅速。

15. 能用眼睛、嘴及手"观察"物体，如看、吃、抓、触、拉、转动、传递、敲击等。

16. 乐于表演新的游戏或技能。

17. 对自己的东西很关心。

18. 能很长一段时间单独玩玩具。

19. 轻拍镜子中的影像并对之微笑。

20. 很容易地由哭转笑。

21. 能辨别成人的不同态度、表情和声音，并作出不同反应。

亲子互动建议

1. 爬行训练：可先进行腹部爬行训练，在俯卧位通过玩具的移动，引起宝宝转身或前进的欲望，玩具应保持在宝宝努力一下就可以抓到的距离。当然除了腹爬，也要为手膝位爬行做准备，此时可以在宝宝腹部放置一个软物，让宝宝形成膝盖、双手四点支撑的姿势，并保持一段时间，促进四肢力量的增强。

2．翻身坐起训练：宝宝从仰卧位开始，重心向一侧的肩部和手肘慢慢转移，同时逐渐上抬躯干至坐位，也许是爬行训练的一个"意外收获"。

3．扶跪立位：拉宝宝成跪位，然后扶着宝宝跪位站起。

4．拾取动作训练：立位扶宝宝的双膝防止膝屈曲，在宝宝前面放上玩具，让其练习弯腰拾取。弯腰的幅度从高到低，从易到难。

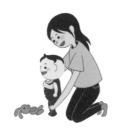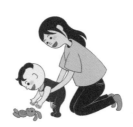

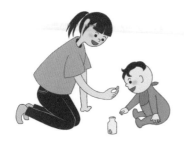5．双手捏取的动作：到 7 个月左右宝宝能够使用拇指，此时可以给他一些小的玩具，让其练习使用手指，让宝宝从使用拇指抓握到拇指与其他手指一起使用进行捏的精细动作。

6．语言训练：让宝宝模仿动作训练对语言的理解。和宝宝面对面，边握着他的双手对拍边说"拍拍手"，几次后不再握他的手，自己边拍手边说"拍拍手"，教宝宝模仿。当家里有人要出门，家长一边说"再见"，一边挥动宝宝的小手，向要走的人表示"再见"。逐渐练习，使宝宝一听到"再见"就挥手。同样的方法可以教宝宝"谢谢""跳舞"等多个模仿动作。

8 月龄的小豆丁

体格生长

月龄	体重（千克）		身长（厘米）		头围（厘米）	
	女	男	女	男	女	男
8 月	8.4	9.1	70.1	71.7	43.5	44.6

神经心理行为发育

1. 能单独稳坐。

2. 扶立时两足能负重，开始爬行或站立。

3. 开始用上肢和腹部匍匐而行，爬时上、下肢不协调，以后学会用手臂和膝盖向前协调爬行。

4. 能自己从俯卧位坐起。

5. 能拉物站起。

6. 能用拇指与其他手指配合取物，手的动作更加灵活。

7. 大拇指和其他四指能分开对捏。

8. 开始有目的地玩玩具。

9. 能模仿别人的声音。

10. 能说出两个音节"嗒、嗒""叭、叭"。

11. 开始懂得语意，认识物体，如灯、书和笔等。

12. 能在别人的帮助下自己进食。

亲子互动建议

1. 学做主被动操：每天在宝宝睡醒后、喂奶前 1 小时带宝宝做主被动操，可以锻炼宝宝的大肌肉，提高运动能力。做操时，动作轻柔、有节奏，让宝宝有舒适感。

宝宝主被动操

第一节：起坐运动

宝宝仰卧，双手扶握宝宝双臂，放于身体两侧。第一、二拍，牵引宝宝起坐，让宝宝自己用力坐起来；第三、四拍，一手握宝宝双臂，一手托宝宝颈背部还原。或者家长可根据宝宝情况选择宝宝身体的一个部位（肩部—上臂—手肘—下臂—手循序渐进）双手扶握，让宝宝自己控制颈部肌肉力量。

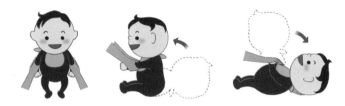

第二节：起立运动

宝宝俯卧，家长双手握宝宝腋下。第一、二拍，牵引宝宝，先跪后立；第三、四拍，扶宝宝从跪姿到俯卧。扶宝宝起立时，让他们自己蹬地用力，跪下时让宝宝膝盖着地，进入爬行起势姿势。

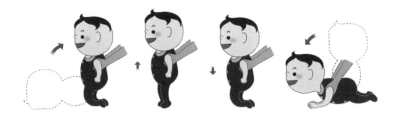

第三节：提腿运动

宝宝俯卧，双手放在胸前，撑着身体，家长双手握住宝宝两足踝部。第一、二拍，抬起双腿；第三、四拍，还原。动作轻柔缓慢，可以的话让宝宝上腹部自然离开床面。

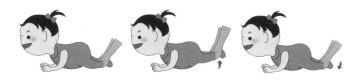

第四节：挺胸运动

宝宝俯卧，双手向前伸出，家长双手托住宝宝的腋下。第一、二拍，使宝宝上体尽量抬起，但下腹部不要离开床面；第三、四拍，还原。动作缓和，挺胸挺腰时家长可稍用力。

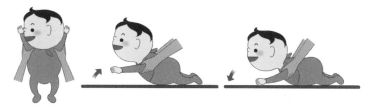

第五节：弯腰运动

宝宝背对家长站直，双腿可倚靠在家长大腿上。家长左手固定宝宝双腿膝盖，右手扶宝宝腋下，可在宝宝前方放一个玩具。第一、二拍，让宝宝弯腰前倾，捡起地上的玩具；第三、四拍，直立还原。让宝宝双腿伸直，膝盖不弯曲，尽量让宝宝90度弯腰。

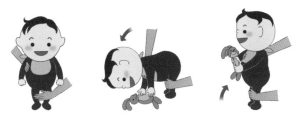

第六节：翻身运动（180度）

宝宝仰卧，双臂屈曲放在胸前。家长一手扶胸部，一手托于颈背部。第一、二拍，将宝宝仰卧转为左侧卧；第三、四拍，将宝宝左侧卧转为俯卧位；第五、六拍至七、八拍，将宝宝轻轻复原至仰卧位（动作相同，方向相反）。俯卧位时宝宝两臂自然放胸前，使宝宝处于挺胸抬头姿势。

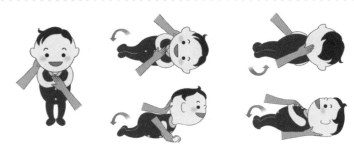

第七节：跳跃运动

宝宝与家长面对面站立；家长双手扶婴儿腋下。第一、二拍，扶起宝宝使其足离开床（地面）；第三、四拍，边说"跳跳"边做跳的动作，连续跳两下，以足前掌接触地面为宜。动作轻快自然，让宝宝前脚掌着地，做出蹬跳的动作。

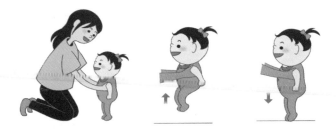

第八节：扶走运动

宝宝站立（适合已经会爬行的宝宝多练习），家长双手扶宝宝腋下。第一至四拍，使宝宝两腿轮流向前学开步行走；第五至八拍，使宝宝两腿轮流向后退步走。

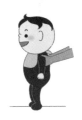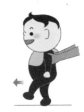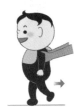

2. 捧杯喝水：家长为宝宝示范双手捧住杯子喝水，然后鼓励宝宝模仿成人用杯子的动作，学喝流质食物。可先从鸭嘴杯开始，再过渡到大口杯。开始时水也不宜多，以免呛咳。

9 月龄的小豆丁

体格生长

月龄	体重（千克）		身长（厘米）		头围（厘米）	
	女	男	女	男	女	男
9 月	8.7	9.4	71.5	73.1	44.0	45.1

神经心理行为发育

1. 拉住家具能站立。

2. 能够自己坐下。

3. 腹部着地爬行或用手和膝爬行。

4. 坐着时身体向前倾斜以获得平衡。

5. 坐得稳，爬行好，会扶着站立。

6. 显示出偏爱用某只手。

7. 会将两个玩具互相敲击。

8. 能用拇指和食指拾起小物体。

9. 手的活动更加灵巧，会用拇食指捏去小东西。

10. 会将手指放进小孔中。

11. 把玩具放进容器，能从抽屉中或箱中取玩具。

12. 以声音来表示要东西的愿望。

13. 懂得一些词义，建立了一些言语和动作的联系，懂得"不"字的含义。

14. 喜欢重复做某个动作和讲某个单词。

15. 喜欢照镜子。

16. 东西被拿走时会表示强烈的反抗。

17. 会伸出手臂放在面前以阻止成人给他洗脸。

18. 被批评时会哭。

19. 交往能力增强，会拍手示意。

20. 无意识地发"爸爸""妈妈"的音。

亲子互动建议

1. 扶站：让宝宝扶着东西或靠着东西进行站立，要注意双脚均匀负重。站立时可以诱导宝宝在高低，远近不同的位置够取玩具，这样可以强化宝宝的平衡能力。也可在扶站时左右交替地将一足抬起训练单腿负重，为独立行走打下基础。

2. 蹲起：家长扶住宝宝双足及膝部帮其进行蹲下起来的练习，也可用小凳子做坐起的练习。

3. 语言训练：训练说单音词和双音词。在宝宝无目的地说"爸爸""妈妈"时，父母要及时应答，并重复强调"爸爸""妈妈"这些词，平时和宝宝说话也要用"爸爸""妈妈"和宝宝的名字来替代代词"我""你""他"，慢慢地，宝宝就会叫"爸爸""妈妈"，并能知道自己的名字了。

10 月龄的小豆丁

体格生长

月龄	体重（千克）		身长（厘米）		头围（厘米）	
	女	男	女	男	女	男
10 月	9.0	9.6	72.8	74.3	44.4	45.5

神经心理行为发育

1. 会比较熟练地自己吃小甜饼。

2. 能从坐位转到俯卧，从俯卧位转到坐位。

3. 开始会将手中握住的东西放掉。

4. 坐时不失去平衡，能左右摇摆、转身。

5. 扶着家具时站得很稳。

6. 能用双手扶着围栏迈步。

7. 能模仿成人的手势。

8. 会用手指涂写。

9. 能捧住自己的杯子。

10. 两手能同时撑住物体。

11. 会用拇指、食指戳、刺探、拉扯物体。

12. 听到自己的名字时会转头。

13. 能比较两个物体。

14. 对口的兴趣减少，而对手指、脚趾及视觉的兴趣增加。

15. 能区别物体的细小部分。

16. 穿衣时能配合伸手，穿袜、鞋时能伸脚。

17. 会伸出手将玩具交给别人，但常不肯放手。

18. 对"不行"有反应。

19. 会拉母亲的衣服以引起她的注意。

20. 会轻拍布娃娃。

21. 对新的交往感兴趣。

22. 能单独玩 1 个多小时，但喜欢周围有人。

23. 见到陌生人仍害羞。

24. 除睡觉外不喜欢躺下。

25. 喜欢重复的游戏。

亲子互动建议

1. 塞小球：找一些瓶口不同的小瓶和大小能放入瓶中的小球，引导宝宝把小球从瓶中拿出来，再放进去。瓶口越小，难度越大。家长可以帮宝宝扶稳瓶子，然后引导宝宝单手放、左右手交替放，或让宝宝自己一手扶瓶一手放球，以增加难度，更好地锻炼宝宝的手眼协调能力。游戏时，家长要时刻关注宝宝，以免宝宝把小球塞入口中。

2. 摇拨浪鼓：准备一个拨浪鼓和一些宝宝喜欢、节奏快慢适宜的音乐，先让宝宝熟悉拨浪鼓，看它是如何发出声音的；然后扶住宝宝的小手带着他转动手腕，摇响拨浪鼓；待宝宝熟练掌握摇鼓的方式后可尝试让宝宝自己跟着音乐摇拨浪鼓，练习手腕的转动，增加手腕的灵活度。

3. 图形认知（圆形）：准备一些圆形物品的图片和各种不同大小的球，先玩玩小球，感知圆圆的东西可以滚动；再慢慢延伸到看图认识其他圆圆的东西，如西瓜、灯、时钟、盘子等。

4. 语言训练：结合肢体语言，让宝宝感知一些礼貌用语。比如带着一边说"你好"，一边做单手左右挥动的动作；一边说"谢谢"，一边双手抱拳上下摆动；一边说"再见"，一边单手一张一合，让宝宝也跟着模仿这些动作。宝宝多次模仿以后，就会把肢体动作和相应的礼貌用语产生联结，在听到成人说到这些词语的时候，做出动作来，也养成懂礼貌、讲文明的习惯。

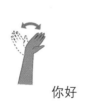
你好

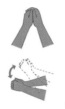
谢谢

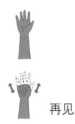
再见

11 月龄的小豆丁

体格生长

月龄	体重（千克）		身长（厘米）		头围（厘米）	
	女	男	女	男	女	男
11 月	9.2	9.8	74.0	75.5	44.8	45.8

神经心理行为发育

1. 能坐着转身。

2. 能单独站立片刻。

3. 能扶着栏杆站立起来，

4. 扶立时两足交替起步，成人牵着双手能行走。

5. 一手扶着东西能走。

6. 不用帮助能从站立位坐下。

7. 吃饭时想拿匙。

8. 会拨弄食物。

9. 能很好地用手指拿东西吃。

10. 手指对指动作更加精细，手能翻书或摆弄玩具及实物，并能用手握笔涂涂点点，用手将盖子盖上或打开。

11. 会用手势表示需要。

12. 能听懂较多的话。

13. 有时口内说些莫名其妙的话。

14. 有些宝宝会有意识地叫"爸爸""妈妈"等。

15. 常把物体从容器中拿出、放进。

16. 对书中简单的图画感兴趣。

17. 穿衣和脱衣时会主动配合。

18. 显示出更大的独立性，不喜欢被大人搀扶和抱着。

19. 常故意把东西扔掉又捡起，会把球滚向别人。

20. 能在游戏中自己拿玩具并把玩具给别人。

21. 会重复别人的动作。

22. 不喜欢单独一人待着，特别是在床上。

23. 能熟练用摆手表示"再见"、拍手表示"欢迎"。

24. 自我意识萌芽，有时不同意成人意见，会说"不"。

亲子互动建议

1. 独站：进行独自站立的练习。

2. 扶行和独行：在宝宝下肢有了一定的支撑能力后，让其进行迈步的练习，开始可扶着东西或依靠成人的帮助，慢慢地进行行走练习。也可以让宝宝双脚踩在家长的双脚上，家长拉宝宝的双手或扶宝宝腋下，家长小步前进，用大脚顶着宝宝的小脚促使他开步前进。

3. 语言训练：让宝宝模仿说一些词，并懂得词的意义，如在准备给他喝水时，边拿杯子给他看边说"杯子"；说些指令性词，如"要""走""开"，如拿宝宝喜欢吃的苹果问他"要不要"，并把后一个"要"音拖长，慢慢他会跟着说"要"。

12 月龄的小豆丁

体格生长

月龄	体重（千克）		身长（厘米）		头围（厘米）	
	女	男	女	男	女	男
12 月	9.4	10.1	75.2	76.7	45.1	46.1

神经心理行为发育

1. 能一手扶着东西走。

2. 不用帮助能从站立位坐下。

3. 有的宝宝能跨出人生的第一步。

4. 能很好地用手指拿东西吃。

5. 会用蜡笔在纸上乱涂。

6. 能把木棒插入圆孔中。

7. 对音乐有反应，喜欢有节奏的音乐。

8. 用隐语表达愿望。

9. 除了"爸爸""妈妈"外，还会说其他一些两个字的词。

10. 能找到被藏起来的玩具。

11. 有一些记忆，能听懂"小狗在哪里"之类的提问。

12. 会在别人帮助下用杯喝水。

13. 能玩简单的游戏。

14. 惊讶时发笑，以哭引人注意。

15. 能准确地表示愤怒、害怕、嫉妒、焦虑、同情等情绪。

16. 比较倔强。

17. 喜欢当众炫耀自己。

18. 会听从劝阻，会按要求给玩具。

19. 能找到成人所说的东西。

亲子互动建议

1. 穿糖葫芦：给宝宝准备一些大孔串珠，先让宝宝指一指珠子上的洞洞在哪里；然后把珠子放在宝宝面前的活动地垫上，洞洞向上，家长帮忙固定，宝宝用棉签找到珠子上的洞洞；家长可以和宝宝配合，宝宝拿珠子，家长拿棉签，在宝宝面前把棉签插入洞洞里；家长示范一手拿珠子、一手拿棉签，把棉签穿进珠子的洞洞里；最后鼓励宝宝模仿家长双手配合串珠子，多穿几个变成糖葫芦。穿珠过程中，家长要注意宝宝的安全。

2. 宝宝开步走：满 1 岁爬行比较好的宝宝可以尝试学走路了。可以选择需要宝宝推行的学步车来帮助宝宝练习走路。练习时，家长扶住车，不扶或少扶宝宝，让宝宝的手放在学步车的把手上，通过自己的力量推小车向前进。宝宝尝试推车时，家长应注意保护，并进行鼓励。

3. 认识蔬菜和水果：准备一些常见的水果和蔬菜，或水果蔬菜的模型、图片，引导宝宝认识它们，跟宝宝说一说每种水果蔬菜的特征。等宝宝熟悉以后，可以把实物、模型或图片放在宝宝面前，请宝宝根据家长指令来指认。在日常生活中，也可以经常告诉宝宝看到的是哪种水果或蔬菜，慢慢丰富他的生活经验。

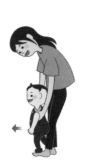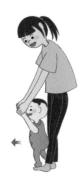